人力资源和社会保障部教育培训中心
养老护理岗位培训指定教材

养老护理中级技能

主　编　阎青春
副主编　方嘉珂　宋连辉

U0349950

华龄出版社

责任编辑：程　扬
责任印制：李未圻

图书在版编目（CIP）数据

养老护理中级技能/阎青春主编．—北京：华龄
出版社，2013.1
　　ISBN 978 - 7 - 5169 - 0249 - 3

　　Ⅰ.①养…　Ⅱ.①阎…　Ⅲ.①老年医学 - 护理学 - 岗
位培训 - 教材　Ⅳ.①R473

中国版本图书馆 CIP 数据核字（2012）第 290884 号

书　　　名：养老护理中级技能
主　　　编：阎青春
副 主 编：方嘉珂　宋连辉
出版发行：华龄出版社
印　　　刷：环球东方（北京）印务有限公司
版　　　次：2013 年 8 月第 1 版　　2016 年 3 月第 2 次印刷
开　　　本：889×1194　1/32　　印　　张：6.75
字　　　数：165 千字
定　　　价：18.00 元

地　　　址：北京西城区鼓楼西大街 41 号　　邮编：100009
电　　　话：84044445（发行部）　　　　传真：84039173

目　　录

第一章　生活照料

【综论】

随着人口老龄化程度的逐渐增高，尤其是老年人口的高龄化，必将在经济发展、大众文化、人体素质等方面对人类社会带来一定的影响。生活照料就是针对老年人这一特殊群体，根据健康状况和健康需求，提高老年人自我护理的能力，由养老护理员提供直接的援助和支持及优质的护理照料措施，以最大限度地提高老年人健康水平和生活质量。

本章概述老年人清洁卫生、饮食照料、睡眠照料三方面的工作内容及生活照料的知识、方法和技巧，这是养老护理工作中的重要内容。通过学习本章，使养老护理员了解和掌握生活照料的操作步骤和方法。

1.1 清洁卫生

1.1.1 为特殊老人口腔护理

●相关知识

1. 特殊老人概念

指长期卧床、失智、失能、生活不能自理的老年人。

2. 口腔护理的目的

长期卧床，失智、失能、生活不能自理的老年人，常常饮水少，进食少，消化液分泌减少，全身免疫功能低下，进食后食物残渣滞留，很容易导致细菌在口腔内生长繁殖，引起口腔或呼吸系统感染。进行口腔清洁护理，可以清除老年人口腔食物残渣，预防口腔炎症、溃疡、口臭及其他并发症。

3. 口腔护理液的选择

选择口腔护理液，应遵照医嘱执行，常用的口腔护理液有：生理盐水、1%～3%双氧水、1%～4%碳酸氢钠溶液、0.1%醋酸溶液等。生理盐水有清洁口腔、预防感染的作用；1%～3%双氧水有控制口腔感染和牙龈出血的作用；1%～4%碳酸氢钠溶液适用于霉菌感染者；0.1%醋酸溶液适用于绿脓杆菌感染者。

● 操作流程

1. 养老护理员衣帽整洁、洗手、戴口罩。

2. 备物：口腔护理包（包内配备消毒治疗碗1个、弯盘1个、镊子1把、弯血管钳1把、干棉球数个、治疗巾1块、一次性手套1副、压舌板1根、纸巾1张）口杯、吸水管、温开水、漱口液、手电筒、干毛巾、石蜡油、润唇膏、棉签等，必要时备一次性医用开口器。

3. 将物品置于治疗车上，推车至老人床旁，核对床号、姓名，向老人解释，取得配合。

4. 养老护理员站在老人一侧，老人取侧卧位或头偏向侧位（见图1-1）。

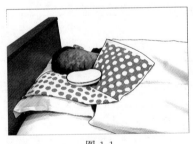

图 1-1

5. 打开口腔护理包，倒入适量漱口溶液浸湿棉球，将治疗巾置于老人颌下及枕头上，弯盘置于口角处。

6. 夹取棉球湿润口唇，能漱口的老人协助其用吸管吸水漱口，吐水于口角旁弯盘内，养老护理员取手电筒，用压舌板轻轻撑开老人面颊部，观察老人口腔黏膜有无溃疡或出血等，有活动义齿者用纱布包住取下，置于清洁容器内。

7. 养老护理员左手持镊子，右手持血管钳；镊子夹浸湿漱口液的棉球，递与并用血管钳夹紧、绞水；再放下镊子，取压舌板，嘱老人轻轻咬合上下齿，用压舌板撑开面颊部，以血管钳所夹的棉球按先对侧后近侧的顺序，纵向擦洗牙齿的外侧面（分别由臼齿擦至门齿，由齿根到齿尖），同法擦另一侧。嘱老人张开上下齿（昏迷老人借助开口器，从臼齿放入），环形依次擦洗牙齿的上内侧和上咬合面，下内侧和下咬合面，弧形擦洗颊部，同法擦另一侧。最后擦洗硬腭、舌面和舌下。注意勿触及咽部以免引起老人不适。

8. 擦洗完毕，协助老人漱口后撤去弯盘。

9. 口腔黏膜有溃疡可涂锡类散或冰硼散，口唇干裂可涂润唇膏或石蜡油。

10. 用纸巾擦干口唇，撤去弯盘、治疗巾，再用毛巾擦干口周及面部，协助老人取舒适卧位。

11. 清理用物，整理床单位。

●**注意事项**

1. 认真执行操作流程。

2. 擦洗前、后要点清棉球数量，每次只用一个棉球，用止血钳夹紧，防止滑脱。

3. 夹取无菌棉球，传递或绞干棉球时，防止镊子或止血钳相互污染。

4. 昏迷、意识不清的老人，必要时应用开口器，禁漱口。

5. 根据医嘱对有口腔溃疡和感染的老人进行局部用药。

6. 清洗活动义齿时，禁用热水，以防变形。

7. 动作轻柔，避免损伤黏膜和牙龈组织，特殊情况及时做好记录。

1.1.2 头虱与头虮的处理

●相关知识

1. 虱子是通过接触传染的，通常是接触了老人的头部、梳子、发夹、帽子、头巾及阴虱的自体传播而遭到传染。

2. 虱子不但会引起皮肤瘙痒，还会传播疾病。

3. 及时清除头虱，保持清洁完整，减轻老人的痛苦，提高他们的生活质量。

4. 常用的灭虱药物

（1）30 克百部浸入 100 毫升 50％酒精或 60 度白酒，或者浸入 30 毫升食醋中，放于瓶中盖严，48 小时后用其浸泡液灭虱。

（2）百部草 30 克加水 400 毫升，煎煮半小时，用其过滤液灭虱。

●操作流程

1. 准备用物：护理车、灭虱药液、治疗碗、塑料治疗巾、脸盆、刷子、篦子、浴帽、毛巾、别针、纸袋、隔离衣。

2. 养老护理员洗手，穿隔离衣，戴好帽子，扎紧袖口，戴乳胶手套。

3. 将物品置于治疗车上，推车至老人床旁，核对房间号、床号、姓名，向老人解释，取得配合。

4. 毛巾围于老人颈部，用别针固定。自理老人取坐位，不能自理老人取仰卧位。

5. 将药液倒入治疗碗，再将老人头发分为数绺，养老护理员用刷子沾药液涂遍头发上，反复浸洗、揉搓头发约 10 分钟，使头发浸透后，露出耳朵，用浴帽包严所有头发。

6.24 小时后打开，用篦子仔细篦去头发上的死虱和虱卵。再按洗头操作方法为老人洗头（如发现仍有活虱，需重复用药直至杀死）。

7. 协助老人更换衣裤，清理用物并进行严格消毒。

●**注意事项**

1. 操作过程认真仔细，避免头虱和头虮的传播。

2. 处理头虱前男性老人先剃去头发，女性老人可先剪短头发再行灭虱。剃剪下或脱落的头发、死虱和头虮用纸袋包好焚烧。

3. 涂药液时，防止药液喷溅到老人面部，用药后注意观察老人局部和全身反应。

4. 用过的刷子、梳子、篦子等，用灭虱药液浸泡消毒后清洗备用。

5. 老人用过的毛巾、衣服、床单、被套、枕套等，养老护理员用过的布制隔离衣，经煮沸或高压消毒后再清洗备用。

6. 老人如有头皮抓伤，及时记录并处理。

1.1.3 压疮的护理

●**相关知识**

1. 压疮的定义：机体局部组织长期受压，血液循环障碍，局部持续缺血、缺氧、营养不良而致的软组织溃烂和坏死。

2. 压疮的发生原因：

（1）物理因素：常见的是垂直压力、摩擦力和剪切力长期作用于机体局部组织，这是引起压疮的最主要原因。

（2）潮湿或排泄物刺激。

（3）全身营养不良。

3. 压疮的好发人群

（1）昏迷、瘫痪、服用镇静剂，自发性的身体活动减少的人群。

（2）长期卧床，体质衰弱的人群。

（3）骨折后长期固定或肥胖卧床的人群。

（4）营养不良、低蛋白血症、维生素缺乏的人群。

（5）各种原因导致水肿的人群。

（6）发烧、大小便失禁的人群。

4. 压疮的分期及临床表现

（1）第一期：淤血红润期。

局部皮肤受压，出现暂时血液循环障碍，表现为红、肿、热、麻木或触痛。此期皮肤表面无破损情况，为可逆性改变。

（2）第二期：炎症浸润期。

局部红肿向外浸润、扩大、变硬，皮肤转呈紫红色，常有水泡形成，疼痛感加剧。

（3）第三期：浅度溃疡期。

表皮水泡扩大、破溃,真皮层疮面有黄色渗出液,感染后表面有脓液覆盖,致使浅层组织坏死，溃疡形成，疼痛感更加剧。

（4）第四期：坏死溃疡期。

坏死组织侵入真皮下层和肌肉层，脓液较多，呈黑色，有臭味，感染可向周围及深部组织扩展，可深达骨骼，严重者可发生败血症，危及生命。

● 操作流程

1. 压疮换药

（1）养老护理员衣帽整齐、清洁双手、戴口罩。

（2）备齐用物：无菌换药包（换药盘或治疗碗 2 只、镊子 2 把、无菌敷料、纱布数块、生理盐水棉球、75% 酒精棉球、1% 碘伏棉球、干棉球适量）、3% 双氧水、胶布、塑料垫、一次性手套、棉签、翻身记录卡，必要时备红外线照射灯等。

（3）将物品置于治疗车上，推车至老人床旁，核对房间、床号、姓名等，向老人解释，取得配合。

（4）关闭门窗，协助老人取舒适体位，暴露压疮部位。

（5）将塑料垫铺于局部皮肤下方，用手轻轻揭开压疮敷料上的胶布，取下外层敷料（勿用镊子），再用镊子按伤口纵向取下里层敷料。与伤口粘住的最里层敷料先用生理盐水湿润后再用镊子取下，避免损伤肉芽组织或引起创面出血。取下污染的敷料，将污染面向上放入治疗碗内，仔细观察伤口情况。

（6）用"两把镊子"操作，即一把镊子用来接触伤口，另一把镊子传递无菌棉球、敷料等。两把镊子不可接触或交叉使用。用75%酒精或碘伏棉球消毒伤口周围皮肤，范围超过敷料面积。

（7）取另一只治疗碗放入适量干棉球，倒入适量3%双氧水浸透，用棉球清洗创口，吸取分泌物，必要时剪除坏死组织或扩创，再用0.9%生理盐水棉球清洗掉创口上的泡沫。

（8）根据需要用红外线灯照射创面，遵医嘱涂药。

（9）按伤口放置敷料，用胶布固定。按消毒隔离要求处理换药敷料。

（10）换药后检查老人身体其他受压部位的皮肤情况。受压处垫软枕、海绵垫，协助老人取舒适体位。整理床单位，记录翻身时间。

（11）清理用物，污物浸泡于消毒液中。

2. 各期压疮的护理

（1）第一期：淤血红润期。

①去除病因：鼓励和帮助卧床老人经常改变体位，增加翻身次数，以改善局部血液循环，纠正局部缺血缺氧；对瘫痪、昏迷的老人，实行每2小时翻身一次，必要时每1小时翻身一

次；对大小便失禁老年人采取保留导尿、勤换尿垫等有效措施，保持局部干燥。合理饮食，加强营养，改善全身情况。

②保护骨突出部分：保持床单位干燥、清洁、柔软，根据个体需要，对长期卧床老人提供海绵垫，以支撑身体空隙处和容易受压的部位，必要时使用防压疮气垫床。

③物理治疗：促进局部血液循环，利于消炎镇痛。用75％酒精擦拭褥疮周围皮肤，用40～50瓦红外线烤灯、频谱仪照射，距离皮肤50厘米左右，感觉稍有温热即可，每次20分钟，每日两次。

④加强营养：合理饮食，增加蛋白质摄入，改善全身情况。

（2）第二期：炎症浸润期。

①增加翻身次数，避免局部受压。

②减少局部感染。水疱形成后，对未破小水疱应减少摩擦，防止破裂感染，让其自行吸收。对大水疱，用无菌注射器抽尽水疱内液体，并用无菌纱布覆盖固定，防止感染。

③物理治疗：同于一期物理治疗。

（3）第三期：浅度溃疡期。

①保护骨突出部分，控制感染，物理治疗，加强营养。

②清洁换药：遵医嘱换药。

（4）第四期：坏死溃疡期。

①遵医嘱换药，换药过程中严密观察老人生命体征。

②保持引流通畅，结合物理疗法，加强营养，增强机体抵抗力。

●**注意事项**

1. 保持皮肤清洁、干爽，床单位清洁、干燥、平整、无渣屑。

2. 换药严格遵守无菌操作的原则，防止因操作不当引起继发感染。操作时先换清洁创口，后换感染创口。伤口内、外要分别清洗，一个棉球只用一次。无菌创口从内向外螺旋状擦拭消毒。感染创口从外向内螺旋状擦拭消毒。

3.换药过程中要注意观察老人身体状况并注意保暖，防止老人受凉。

4.换药时动作需轻柔，注意保护新鲜肉芽组织，必要时用棉球轻蘸创口进行消毒，不要擦拭。

1.2 睡眠照料

●相关知识

1.睡眠生理：人的一生大约有1/3的时间是在睡眠中度过的。当人们处于睡眠状态中时，可以使得大脑和身体得到休息、休整和恢复。提高睡眠质量，是人们正常工作、学习、生活的保障。

2.老人睡眠时间

（1）老人由于身体机能衰退，疲劳后恢复较慢，故应多些睡眠。一般情况下，60～70岁的老人每天总的睡眠时间应保持在9个小时左右；70～80岁的老人每天总的睡眠时间应保持在10个小时左右；而80岁以上的老人每天总的睡眠时间应保持在11个小时左右。

（2）老人睡眠时间要合理安排，一天当中总睡眠时间应分时安排，一般情况下，午休应安排1小时左右，夜间睡眠时间为7～8个小时较为适宜。

3.正常睡眠的表现

（1）入睡快：上床后5～15分钟进入睡眠状态。

（2）睡眠深：睡中呼吸均匀，无鼾声，不易惊醒。

（3）睡眠周期无中断：无梦中惊醒现象，很少起夜。

（4）觉醒后自觉得到充分休息：起床后疲劳消除，头脑清晰，精神振奋。

（5）无昼夜节律性睡眠障碍：夜间正常睡眠，白天精神好，不困倦。

4. 老人睡眠障碍诱发因素

（1）身体因素：老人各脏器功能的储备能力减少，调节内环境稳定的因素发生障碍，适应功能减弱，抵抗力下降，容易疲劳，使恢复缓慢，对生活环境要求高，极易受到外界环境影响。

（2）心理因素：神经系统的功能衰退使老人容易形成孤独、抑郁、自卑、猜疑、妒忌、顽固、保守的心理状态，不良的心理状态引起老人对健康、经济和生活感到不安，进而影响睡眠质量。

（3）精神因素：精神紧张是造成老人睡眠障碍的因素，由于急于想延长睡眠时间，反而加重了焦虑反应，形成入睡困难，多梦易醒，难以进入深睡眠状态的恶性循环，进一步加重睡眠障碍。

（4）疾病因素：老人体质降低，患有各种疾病，疾病引起的发烧、咳嗽、胸闷、恶心、疼痛、瘙痒等因素都会影响老年人的正常睡眠。

（5）环境因素：寝室嘈杂，强光刺眼，空气混浊，温度、湿度不宜，卧具不舒适等。

（6）饮食因素：进食不当引起过饱或饥饿，睡前饮用浓茶和咖啡等。

（7）其他因素：午睡时间过长、睡前兴奋讲话、看电视，使大脑兴奋，思想活跃；内衣过紧，睡眠姿势不良；服用具有兴奋性的药物等。

5. 睡眠障碍的观察

（1）身体：是否有头疼、咽疼、恶心、胸闷、胸疼、腹疼、肢体疼痛、大小便异常等。

（2）情绪：有否紧张、焦虑、抑郁、兴奋、激动等不良情绪。是否愉快、有否遇到不如意的事，人际关系如何、生活上是否习惯等。

（3）活动：白天是否有室内、室外运动；做过何种运动，时间长短等。

（4）饮食：饮食是否合理，是否有饱胀、饥饿，睡前是否饮用咖啡、浓茶等兴奋性饮料。

（5）环境：卧室是否安静，光线、温度、空气是否适宜。

（6）用药：是否有安眠药的服药史，服用哪种安眠药。

（7）睡眠：白天是否午睡，上、下午是否小憩，晚间几点睡觉，入睡时间快慢，睡多长时间觉醒，一夜觉醒次数，是否有多梦、惊醒、早醒、彻夜不眠，清晨起床的自我感觉和精神状态如何等。

6. 睡眠障碍表现

（1）入睡困难：躺在床上辗转不安，持续 30 分钟或 1 个小时以上不能入睡。

（2）睡眠中途觉醒：睡眠呈现阶段化，出现周期中断，一夜多次觉醒，没有熟睡的感觉，深睡时间减少。

（3）多梦：睡眠不安定，夜间经常做梦，一般不留记忆，如果醒来能记梦境，就是夜间醒来多次。因为只有这样才能对梦境有断断续续不完整的记忆。

（4）早醒：清晨天没亮就醒，比平时醒来时间早2小时或更多。有时晚上睡得很晚第二天早晨仍很早就醒。有的老人睡后没多久就醒来，以后就再也无法入睡等，这种状态连续几天。

（5）彻夜不眠：躺在床上，闭着眼睛，很想睡觉，但是整夜迷迷糊糊，昏昏沉沉，意识清醒，外界声响都能感觉到。

（6）时差节律性睡眠障碍也称昼夜节律性睡眠障碍：晚间失眠，白天怠倦、困乏、昏睡。

●**工作流程**

睡眠障碍的护理

（1）改善睡眠环境：排除嘈杂和强光的干扰，保持寝室空气流通，但是忌当风而睡，不要让风直接吹到老人身体，为老人创造一个安静适宜的睡眠环境。

（2）养成良好习惯：忌午睡时间过长；忌晚餐进食过多或过少；忌睡前饮浓茶和咖啡；忌睡前讲话、看电视。养成睡眠时穿宽松内衣，睡前热水泡脚、适量喝些蜂蜜水、热牛奶的良好习惯。

（3）纠正睡眠姿势：帮助老人采取舒适的睡眠体位，以促进睡眠质量。

（4）进行心理疏导：发现老人入睡困难、焦虑不安，觉醒次数增加、睡眠不安定、深睡时间减少时，要关心、安慰老人，给予心理疏导，以缓解其紧张情绪，利于老人安然入睡。

（5）必要时在医生指导下给予药物或其他治疗。

●**注意事项**

1. 睡前保持老人情绪的稳定，避免过于兴奋。

2. 使用睡眠药物后观察效果和副作用，防止成瘾。

1.3 饮食照料

1.3.1 老人特殊饮食的喂食

●**相关知识**

1. 老人的营养素需求

人体需要的营养素有七大类：蛋白质、脂类、碳水化合物、维生素、矿物质、水和膳食纤维。

（1）足量的蛋白质：蛋白质是组成人体的基本成分，一切细胞和组织均由蛋白质组成。蛋白质供给量1～1.5克/日/公斤体重，并以优质蛋白质为主。营养学上将含有必需氨基酸种类齐全、数量充足，并易于消化吸收的蛋白质称为优质蛋白。人体蛋白质由20种氨基酸组成，大约有一半是人体自身不能合成或合成速度较慢，必须从食物中摄取。这些氨基酸称必需氨基酸。

富含优质蛋白质的食品包括瘦肉、鸡蛋、鸡鸭肉和鱼虾类。此外，豆类、低脂牛奶也是替代肉类的优良蛋白质食品，蛋白质的功能仅有维护与修补身体的功效，所以少量摄入有利，而无节制的摄入，不但会加重胃肠道负担，其过多的代谢产物还会对身体带来不良影响。老人因消化吸收功能下降，肝脏、肾脏功能下降，过量摄入对身体无益。

食物蛋白质含量见表1-1：

表1-1　常见食物蛋白质含量表

（克/100克）

食物名称	蛋白质含量	食物名称	蛋白质含量	食物名称	蛋白质含量
黄豆	36.30	鸡肉	21.50	鲜蘑菇	2.9
花生	26.20	对虾	21.00	菠菜	2.40
绿豆	24.00	瘦牛肉	20.30	花菜	2.40
燕麦	15.60	鸡肝	18.20	白菜	2.30
核桃	15.40	瘦羊肉	17.30	茄子	2.00
小米	9.70	鲤鱼	17.00	油菜	1.90
面粉	9.00	瘦猪肉	16.70	南瓜	1.30
玉米	8.60	鸭肉	16.50	黄瓜	0.9
豆腐	7.40	鸡蛋	14.70	胡萝卜	0.60
大米	7.00	牛乳	3.30	苹果	0.40

（2）低脂肪：脂肪产热量多，是维持人体细胞和细胞膜的重要物质，并能协助脂溶性维生素的吸收。食品中的脂肪成分有两种：一种是饱和脂肪，另一种是不饱和脂肪。摄入多量饱和脂肪会增加血液中的胆固醇，使罹患冠心病的机会增加。反之，如果摄入的食品中不饱和脂肪的成分较多，则会帮助老人降低血液中的胆固醇含量，减少冠心病的发生或控制冠心病加重的速度。

富含饱和脂肪的食品有：畜产品、黄油、全脂奶、冰淇淋、奶油和肥肉等。

富含不饱和脂肪的食品有：红花籽油、茶油、橄榄油、葵花籽油、玉米油和大豆油等。

脂肪供给量应以 1.0 克/日/公斤体重为宜，摄入脂肪以植物脂肪为主。

（3）低糖：糖是维持人体生命的重要物质，是人体最容易消化吸收的，是提供热能的主要来源。糖分为单糖和多糖两部分：单糖除了供应热能以外，其他营养价值微不足道，包括糖、甜点、饼干、糖果、汽水、果酱、朱古力等；多糖主要由淀粉和食物性纤维组成，谷类、薯类、水果、蔬菜都是多糖含量较丰富的食品，这一类食品供给人体的不仅仅是食物纤维素，还有维生素、矿物质和蛋白质。老人随着年龄的增加，活动量逐渐减少，对糖的耐受性差，易引起腹胀、反酸，过剩的糖可转化脂肪导致肥胖和加重动脉粥样硬化，还可引起糖代谢障碍而诱发糖尿病。谷类对预防冠心病、动脉粥样硬化有好处。

（4）丰富的维生素：维生素对人的健康非常重要，是维持人体正常生理功能所必须的营养素，不提供热能，但长期摄入不足，可影响健康。从食物中得来的维生素，比从药物中得来更容易，而且更容易被人体吸收和利用，食品多样化是保证足量维生素的重要因素。

①维生素A：维生素A具有抗氧化、抗癌、增强免疫力、保护视力的作用。能起到预防夜盲症，维持上皮细胞组织健康，促进生长发育，增加对传染病的抵抗力，预防和治疗干眼病等作用。维生素A的主要食物来源是动物的肝脏，蛋黄，鱼肝油、牛奶等及植物的多叶蔬菜、橙黄色蔬菜、橙黄色水果等，如菠菜、空心菜、青辣椒、杏、柿子、橘子等。

②维生素B1：能维持人体循环、消化、神经和肌肉的正常功能。有保护神经系统的作用；有促进肠胃蠕动、增加食欲、调整胃肠道的功能；能构成脱羧酶的辅酶，参与糖的代谢；还能预防脚气病。维生素B1缺乏时，能引起多发性神经炎，使患者的周围神经末梢有发炎和退化现象，出现皮肤瘙痒、四肢麻木、肌肉萎缩、心力衰竭、下肢水肿等症状。维生素B1主要存在于种子的外皮和胚芽中，如米糠和麸皮中含量很丰富，在酵母菌中含量也极丰富。瘦肉、白菜和芹菜中也有较丰富的含量。为了补充维生素B1，老年人应该适量多吃一些粗杂粮。

③维生素B2：维生素B2又叫核黄素，主要作用是维持皮肤、口腔和眼睛的健康，如果缺乏，常发生口角溃疡、舌炎、唇炎等疾病。食物中以猪肝、鸡肝、鹌鹑蛋、菠菜和小米中居多，每日需要量1～2毫克。

④维生素C：主要作用是提高免疫力，增强人体抵抗细菌感染的能力。能帮助伤口愈合，能预防癌症、心脏病和中风，能保护牙齿和牙龈，能促进红细胞成熟及减少黑斑等。菠菜、油菜、西兰花、包心菜、红椒、黄椒等新鲜蔬菜中维C的含量很高。而樱桃、柿子、草莓、猕猴桃、橙子、桔子这类水果中也有丰富的维C含量。

⑤维生素D：维生素D的主要生理作用是促进钙的吸收。

维生素 D 的缺乏，会严重影响钙和磷的代谢，使血钙、血磷浓度下降，所以补钙的同时要补充维生素 D。维生素 D 的食物来源主要有动物的肝脏、鱼肝油、蛋黄等。经常晒太阳是机体获取维生素 D 的重要途径。长期卧床老人的户外活动减少，皮肤光反应减弱以及常服用其他药物等，很容易缺乏维生素 D，必要时可以服用药物治疗，中国营养学会的推荐摄入量是每天 10 微克。

⑥维生素 E：维生素 E 具有抗氧化、抗衰老的作用。能保护多元不饱和脂肪以及可溶解于脂肪中的维生素 A 免遭破坏；能维持正常的生殖能力和肌肉正常代谢；能维持中枢神经和血管系统的功能。维生素 E 的食物来源主要是各种植物油、麦胚、坚果类、种子类和豆类。维生素 E 推荐摄入量为每天 14 毫克。

⑦叶酸：叶酸是身体组织辅酶的主要成分，有维护皮肤、消化道、神经的功能，如果缺少会表现为皮肤粗糙，即所谓癞皮病，也可发生腹泻和神经症状。叶酸虽然广泛存在于动植物中，但动物肝脏、植物种子、黄豆、绿豆等食物中含量较丰富，其次为鸡肉、鸭肉、酵母、花生中也有较多含量。而在谷类、肉类、鱼类、水果中含量较少。

（5）矿物质：矿物质又称无机盐，是地壳中自然存在的化合物或天然元素，是人体内无机物的总称，是构成人体组织的重要物质。酶是人体新陈代谢过程中不可缺少的蛋白质，而使酶活化的物质是矿物质，矿物质和酶结合以帮助代谢。如果矿物质不足，酶就无法正常工作，机体的代谢活动就随之停止。

各种矿物质的作用：

①钙：是形成与维护骨骼构造的重要成分。随着年龄的增长，体内钙质存量逐渐不足，会造成骨质疏松症，导致骨质脆化，很容易发生骨折，老年女性比男性更容易发生。含钙较高

的食物有牛奶、酸奶、乳酪、虾皮、骨刺柔软的可以食用的小鱼、豆类等，豆腐中也含有少量钙质。

②铁：是人体血液中红细胞的组成物质，是运输和交换氧所必需的成分。铁参与血红蛋白、细胞色素及各种酶的合成。人体缺铁会发生贫血、免疫功能下降和新陈代谢紊乱。相关症状有面色苍白、疲倦无力、食欲不振等。

铁质存在于牛、羊肉和猪肉的瘦肉部分及深绿色的多叶蔬菜中，另外葡萄干、梅脯中铁质含量也较多。

③钾：钾对维持人体渗透压的平衡很重要，是细胞内液的主要阳离子，血清钾过高时，对心肌有抑制作用，可使心跳在舒张期停止，血清钾过低会使心肌兴奋，可使心跳在收缩期停止。海藻类食品含钾较多，例如紫菜、海带等。此外，菠菜、苋菜、香菜、油菜、甘蓝、芹菜、大葱、青蒜、莴笋、土豆、山药、鲜豌豆、毛豆、大豆及其制品的含钾量也较高；粮食以荞麦面、红薯含钾量较高；水果以香蕉含钾量最丰富。

④钠：钠是肌肉收缩、调节心血管功能和改善消化系统功能不可缺少的元素。但是随着年龄的增长，患高血压的机率也在提高，钠过多摄入会引起血压上升。盐、酱油、味精、腌制品、火腿、香肠、腊肉、酱菜中都含有大量的钠，这类食品对老人来说，只能偶尔少量食用。

⑤锌：锌有维护味蕾功能的作用，同时还可增强组织的再生能力，帮助伤口愈合。老人的味觉灵敏度随着人体的老化而减弱或消失，需要有少量的锌来改善味觉，增加食欲。锌主要存在于瘦肉、海鲜、动物肝脏、豆类、全麦粉和谷物中。

（6）丰富的纤维素：膳食纤维不是营养素，但对于促进人体消化和排泄有很重要的作用。膳食纤维可使肠道中的食糜增量、变软，促进肠道蠕动，从而加快排便速度，防止便秘。富含纤维素的食品能使人产生饱腹感，减少进食量，有助于调节血糖，预防糖尿病；还可减少消化过程中机体对脂肪的吸收，起到预防高血压病、心脑血管病的作用。

老人每天适量进食一些粗杂粮、新鲜蔬菜和水果，对健康有益。但是，过多摄入膳食纤维也有一定的副作用，如会增加肠道蠕动和产气量，引起腹部不适等。

（7）充足的水分：水是构成人体组织的主要成分，占体重的 50%～60%，随着年龄的增长，各系统功能的降低，老人机体排泄毒素的功能越来越差，因此，老人必须适当补充水分，以保证代谢毒素的排除，一般每天进水 2 000 毫升左右即可。除了水以外，清汤、未加糖的果汁也是补充水分很好的选择。但是补水不能过量，过量会增加老人心脏和肾脏的负担，对健康不利。

2. 治疗饮食

在基本饮食的基础上通过适量调整总热量和某种营养素来适应病情需要，从而达到治疗目的。

（1）高蛋白饮食：在基本饮食的基础上增加含蛋白质丰富的食物，每日进食蛋白质在 100～200 克之间，适用于营养不良、分解代谢亢进状态的老人。

（2）低蛋白饮食：每日进食蛋白质在 40 克以下，适用于肝肾功能不全的老人。

（3）高纤维素饮食：适用于习惯性便秘、糖尿病及预防高血脂等。可选用食物糙米、粗粮、全麦粉、芹菜、韭菜、洋葱、大白菜、竹笋、肉类、奶黄类、禽肉类、苹果、香蕉、菠萝等。

（4）低纤维素饮食：忌用膳食纤维含量丰富的粗粮和蔬菜，适用于腹泻、肠道手术前后和食道静脉曲张的老人。

（5）高热量饮食：在普通饮食三餐之间，增加两次饮食，如牛奶、豆浆、鸡蛋、蛋糕等。适用于高热、肝炎、甲状腺机能亢进、胆道疾病、烧伤等的老人。

(6) 低盐饮食：适用于患高血压、心衰、肾炎、肝硬化等疾病引起水肿的老人。

(7) 无盐饮食：炒菜忌用盐，可以用醋等佐料调味，适用于患高血压、心衰、肾炎、肝硬化等疾病引起严重水肿的老人。

(8) 低胆固醇饮食：限制或禁忌食物；动物内脏、猪脑、肥肉、香肠、蛋黄、奶油等，适用于高血压、心血管疾病、高胆固醇血症。

(9) 低脂肪饮食：每日进食脂肪在 40 克以下，适用于患肝、胆、胰腺等疾病和高脂血症的老人。

(10) 糖尿病饮食：严格控制糖的摄入，主食保持一定量，严格限制蔗糖、麦芽糖、葡萄糖、果糖；供给足够的优质蛋白质；限制动物性脂肪，尽量增加些植物油；进食足够的食物纤维，由于主食限制，多食蔬菜可以给老人以饱腹感。每日至少三餐，并且定时定量，尤其是对于服用降糖药和注射胰岛素的老人，在用药后应进食准确，防止低血糖的发生。养老护理员要针对老人的体重和病情控制饮食。

(11) 低嘌呤饮食：每日进食嘌呤含量在 150 毫克以下，适用于患痛风病及高尿酸血症的老人。

3. 老人空腹十忌

(1) 忌吃糖：空腹吃糖易引起蛋白质的聚集作用，有碍于人体蛋白质的吸收。还会使血糖突然增高，而且糖属酸性食品，空腹吃糖还会破坏机体内的酸碱平衡和各种微生物的平衡，对健康不利。

(2) 忌牛奶和豆浆：这两种食物含有大量蛋白质，空腹饮用，蛋白质将"被迫"转化为热能消耗掉，起不到营养滋补作用。最好的饮用方式是与含淀粉的食品同食，或两餐之间、睡前饮用，既有滋补保健、促进消化作用，又有排气通便作用。

（3）忌喝酒：空腹饮酒容易刺激胃黏膜，引起胃炎和胃溃疡等多种病变。还容易出现低血糖，引起头晕、冷汗、心悸，严重者还会导致昏迷甚至死亡。

（4）忌饮茶：空腹饮茶会稀释胃液，降低消化功能，还会引起"茶醉"，表现为心慌、头晕、四肢无力、胃肠不适、腹中饥饿等。

（5）忌吃蒜：大蒜含有辛辣的蒜素，空腹吃蒜，会刺激胃黏膜和肠壁，引起胃疼，影响消化。

（6）忌香蕉：香蕉含有较多的镁元素，镁是影响心脏功能的敏感元素，对心血管产生抑制作用。空腹吃香蕉会使人体中的镁骤然升高而破坏血液中镁钙平衡，不利于身体健康。

（7）忌柿子和西红柿：空腹食用这两种蔬果，其中的果胶、单宁酸和鞣质收敛剂与胃酸容易凝结成硬块，形成"柿石"，引起恶心、呕吐、胃溃疡，甚至胃穿孔等。

（8）忌冷饮：空腹时吃冷饮，会刺激胃肠发生挛缩，诱发肠胃疾病。

（9）忌山楂、橘子和白薯：这些食品含有大量的有机酸、果酸、单宁和胶质等，空腹食用，会刺激胃壁分泌更多胃酸，刺激胃黏膜引起胀满、反酸等不适。

（10）忌空腹洗澡：因空腹洗澡会引起脑部供血不足，造成头晕、目眩，甚至昏倒等。

4. 老人饮食八不贪

（1）不贪酒：老人长期贪杯饮酒，不仅会加重心脏负担，还会导致肝硬化。

（2）不贪肉：老人的膳食中脂肪过多，易患高胆固醇血症和高脂血症，不利于心脑血管疾病的防治。

（3）不贪精：吃精白的米面，摄入的纤维素少了，会减弱肠蠕动，易便秘。

（4）不贪咸：老人摄入的钠盐过多，容易引起高血压、中风、心脏病和肾脏衰竭。

（5）不贪甜：老人过多吃甜食，会引发肥胖症、糖尿病等，不利于身心健康。

（6）不贪饱：老人饮食宜七八分饱，长期贪多求饱，既增加肠胃的消化吸收负担，又会诱发或加重心脑血管疾病，发生猝死。

（7）不贪热：老人饮食温度宜温不宜烫，因热食易损害口腔、食管和胃，消化道长期受烫热刺激，易患胃癌、食道癌。

（8）不贪凉：老人长期贪吃冷食，会刺激消化道，容易引发胃炎、腹泻和痢疾等消化道疾病。

●操作流程

1. 特殊饮食的喂食

（1）询问并协助老人排便、排尿。

（2）养老护理员清洁双手，更换进餐用工作服。

（3）备物：饮食单、餐具（口杯、碗、汤勺、吸管等）、餐巾、毛巾、餐巾纸、擦布等、遵照医嘱准备饮食种类。

（4）核对特殊饮食种类、量。备齐物品携至老人床旁，核对床号、姓名。清理床单位和床头桌。

（5）向老人解释目的和意义，取得合作。协助老人清洁口腔和面部，并洗手。视老人身体状况取合适体位、姿势（坐位：身体靠近床缘或坐在床旁椅子上；卧位：头侧向一边并抬高床头 $30°\sim50°$），搁置跨床小桌。

（6）将餐（饮）具、食物按老人习惯与爱好摆放在床旁桌、餐桌或跨床小桌上。

向老人介绍本餐的主食和副食，进餐前先喂适量温水或汤类以湿润口腔。

（7）协助老人进（喂）食。征得老人同意，将餐巾围于颈下，鼓励老人尽量自己用手拿取馒头、小块食物，给老人变换固体、液体食物，让老人有足够的时间咀嚼、吞咽，无法用杯子喝汤时，可用汤匙、吸管。

（8）进（喂）食完毕，撤去用物。协助老人漱口，清洁口腔、擦净口角周围残食，取下餐巾。协助老人洗手、洗脸，取舒适卧位。或取半卧位 20 分钟以利于食物消化和吸收。

（9）整理床单位、床旁桌、椅。

（10）询问观察老人情况，确认无不适再离开。

（11）整理用物，归还原处。记录老人进食种类、量。

2. 咀嚼困难老人的喂食

（1）～（5）同老人特殊饮食的喂食。

（6）进餐前用推助器先喂适量温开水以湿润老人口腔。

（7）养老护理员坐在老人面前，用推助器抽取糊状食品注入老人口腔健侧，每次 10 毫升。

（8）～（11）同老人特殊饮食的喂食。

●**注意事项**

1. 进食前一定要核对老人饮食单，保证饮食正确无误。

2. 改善进食环境，保持房间整洁，使空气流通、餐具清洁。

3. 关心老人，消除老人不良情绪，使老人愉快进餐。不稳定的情绪对食欲影响大，情绪不好会影响消化功能。如条件许可，可与其他老人一起用餐，以增加进餐气氛。

4. 做好进餐前准备工作，如停止非紧急治疗等，尽量使老人舒适，衣着、床单位整洁，督促、协助老人漱口或做口腔护理，以增进食欲。督促老人洗手或擦手，必要时给便器。

5. 协助老人取舒适的进餐姿势，对不能下床者，安排坐位或半坐位，准备跨床小桌，卧床老人侧卧，头侧向一侧，抬高床头 $30°\sim50°$，身体下给以适当支持。

6. 细心、小心喂食，以便咀嚼、吞咽，速度适中，温度适宜，固体、流质食物应交替进食，每次喂食 1/3 汤匙为宜。防止食物进入气管引起呛咳、噎食等，进流质食物可用吸管或小水壶吸，水壶或汤匙不能碰伤牙齿、牙龈，吸管不能碰到咽喉部。

7. 对有视力障碍的老人，在进餐前主动告知食物的名称、摆放位置，喂食时应尊重老人习惯、顺序、速度、方法等。进食鱼类食品时，先将鱼刺去掉。进食肉类食品时先将骨头去掉。

8. 适时宣教，增进食欲，可与老人讲有趣话题，有目的地讲解特殊饮食的必要性。及时做好进食情况记录（食欲、量、饮食质量）。

9. 咀嚼困难老人的喂食，食物要用粉碎机打成糊状。

1.3.2 鼻饲

●相关知识

1. 鼻饲概念：指将胃管经鼻腔插入老人胃内，从管内注入流质食物、水分和药物的方法。常用于因各种原因导致昏迷、吞咽困难的老人。

2. 鼻饲喂食的对象：不能由口进食的老人。如昏迷、吞咽困难、口腔疾患、口腔手术后或不能张口、食管狭窄、拒绝进食的老人，可由医护人员插入鼻饲管，以保证老人食物营养供给和治疗的需要。

3. 鼻饲饮食

（1）混合奶：饮食成分以牛奶为主的流质食物，食物来源丰富，价格低，鼻饲饮食中普遍采用。

（2）要素饮食：饮食主要含氨基酸、蛋白质水解物、葡萄糖、麦芽糊精、脂肪酸、脂溶性维生素、无机盐、电解质以及微量元素，符合正常生理营养需要，进入人体消化道后即使没有消化液的作用也可以全部、直接地被消化吸收。可以改善老人营养状况，增加抵抗力，促进疾病的恢复。

●操作流程

1. 插入鼻饲管方法

（1）养老护理员洗手、戴口罩、更换进餐用工作服。

（2）用物准备：治疗盘内放入治疗碗、弯盘、压舌板、镊子、消毒胃管、无菌手套、50毫升注射器、纱布、治疗巾、液体石蜡油、棉签、胶布、皮筋、听诊器、夹子、别针、温水适量、鼻饲食物等。

（3）备齐用物携至老人床旁，对老人进行评估。核对床号、姓名，对神志清醒者做好心理护理，讲清治疗的目的、意义和注意事项，进行精神安慰与鼓励，消除老人的紧张恐惧情绪，使老人能积极主动配合操作。

（4）协助神志清醒的老人取平卧位或坐位，如有义齿取下，卧床老人右侧卧位，颌下铺治疗巾，弯盘放置合适位置，清洁鼻腔。

（5）戴无菌手套，用液体石蜡油纱布润滑胃管前段约15～20公分，一手用纱布托持胃管，另一手用镊子夹住胃管前段，沿一侧鼻孔缓缓插入至咽喉时（约14～16公分处）（见图1-2），嘱老人做吞咽动作，同时将胃管缓慢插入。如发生呛咳、呼吸困难、紫绀等情况，表示误入气管，应立即拔出，休息片刻后重插。插入不畅时可将胃管抽回一小段，再向前推进。

（6）胃管插入长度的测量方法是从老人鼻尖至耳垂再至剑突的长度（或发际至剑突的长度），约为45～55厘米。也有采

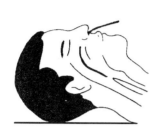
A 去枕头向后仰

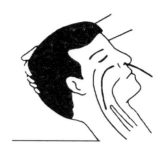
B 抬高头部，使下颌靠近胸骨柄

图 1-2

用眉心至脐的体表测量法，胃管即可到达胃体、胃窦部，可有效地观察胃内容物或进行胃肠内营养支持。

（6）昏迷老人因吞咽反射和咳嗽反射消失，不能合作，为提高插管的成功率，在插管前去枕使老人头后仰，当胃管插入15厘米（会厌部）时，以一手托起老人头部，使下颌靠近胸骨柄以加大咽喉部通道的弧度，便于管端沿后壁滑行，缓缓插入到预定的长度。

（7）验证胃管在胃内后，即开口端接注射器抽吸见有胃液抽出，随后用胶布粘贴法固定胃管于鼻翼或颊部，用清洁纱布包好胃管并结扎好，皮筋系紧，用别针固定于老人枕旁或衣领旁边（见图 1-3）。

（8）协助老人清洁口、鼻、面部，取舒适卧位。整理床单位。

（9）将注射器洗净放入治疗碗内，用纱布盖好备用。记录鼻饲时间，观察老人反应。清理用物，物归原处。

2. 鼻管灌注食物方法

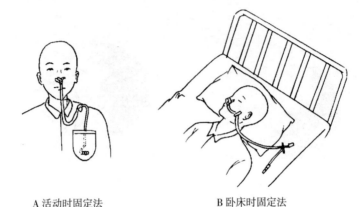

A 活动时固定法　　　　　　B 卧床时固定法

图 1-3

（1）养老护理员洗手、戴口罩、更换进餐用工作服。

（2）用物准备：治疗盘内放入治疗碗、50 毫升注射器、纱布、治疗巾、夹子、别针、温水适量、38℃～40℃ 的流食等。

（3）用物携至老人床旁，对老人进行评估。核对床号、姓名，对神志清醒老人做好解释工作。

（4）将胃管从纱布中取出，抬高老人床头 30°～50°，治疗巾围于老人下颌。

（5）打开胃管开口，将注射器与胃管连接，抽动注射器见有胃液抽出，确认胃管在胃内。

（6）先用注射器推注少量温水（约 20 毫升）润滑胃管，再慢慢以每 15 分钟进食 200 毫升的速度推注流食，或根据计划规定的进食量，最后注入温开水（约 50 毫升），冲洗胃管，避免鼻饲液在管内积存变质，造成胃肠炎或堵塞管腔。

（7）灌注完毕，用清洁纱布包好胃管并结扎好，皮筋系紧，用别针固定于老人枕旁或衣领旁边。协助老人清洁口、鼻、面部，整理床单位。将注射器洗净放入治疗碗内，用纱布盖好备用。

（8）记录鼻饲时间，饮食名称、灌注量及老人反应。清理用物，物归原处。

（9）20分钟后放平床头，以防止食物反流。取舒适卧位。

3. 拔鼻饲管方法：用于老人停止鼻饲或长期鼻饲需要更换鼻管时。

（1）养老护理员洗手、戴口罩、更换进餐用工作服。

（2）用物准备：治疗盘或弯盘、纱布、松节油、棉签。

（3）携物至老人床前，核对床号、姓名，对神志清醒老人做好解释工作，以取得配合。

（4）将弯盘置于患者颌下，将胃管开口端夹紧放入弯盘内，防止拔管时液体反流，轻轻揭去固定物。

（5）用纱布包裹鼻孔处的胃管，嘱老人做深呼吸，待慢慢呼气时轻柔地一次性完成拔管动作，边拔边用纱布擦胃管，拔管到咽喉处时返折胃管快速拔出，以免液体滴入气管。拔出后包裹胃管置于弯盘内。

（6）清洁老人口、鼻、面部，用松节油擦拭胶布痕迹，协助老人漱口，取舒适卧位，整理床单位，清理用物。

（7）记录拔管时间和老人反应。

（8）对更换胃管的老人，应于夜间末次鼻饲后拔出胃管，次日清晨鼻饲前从另一侧鼻孔置管。

●**注意事项**

1. 插管前应与清醒的老人沟通，使老人及家属理解插管的目的，减轻心理压力。

2. 插胃管是一项与老人消化道黏膜直接接触的机械性、侵入性操作，易损伤黏膜而诱发感染，操作者应当技术娴熟，动作轻、稳，减少反复插管次数，避免损伤黏膜。

3. 注入食物前必须确定胃管在胃内，确认后再灌注流食。确认方法有三种：

（1）胃管连接注射器，抽吸注射器有胃液抽出；

（2）用注射器向胃管内注入 10 毫升空气，用听诊器听胃部有气过水声；

（3）将胃管末端放于盛水碗中，无气体溢出。

4. 回抽有胃液时，观察有无消化道出血或胃潴留（如血性、咖啡色胃液或空腹胃液大于 1 000 毫升），此时应停止鼻饲，待症状好转后再进行鼻饲。

5. 每次灌食前后，检查鼻饲流食的种类，保证新鲜无污染，核对床头卡床号、姓名。若为药物应将药片研碎，溶解后注入。

6. 每次注入前后均要用温水冲洗胃管，冲净胃管，避免鼻饲液在管腔内变质，堵塞管腔。

7. 鼻饲老人需要一个适应过程，开始时鼻饲量应少、清淡，以后逐渐增多，鼻饲食物根据医嘱执行，每次灌注量包括水在内一般应在 200～300 毫升，每日 5～6 次，每次间隔不少于 2 小时，流食温度 38℃～40℃，混合流食可用微波炉加热至适宜温度后注入。并及时、准确记录。

8. 鼻饲时要保证无菌操作，餐具要保持清洁，纱布及注射器等所有用物应每日消毒一次。

9. 昏迷老人灌注流食后不要立即翻身、拍背，以免引起呕吐或呕吐物吸入气管。灌注过程中发生呛咳应立即停止操作，检查胃管是否脱落或盘在口中，并立即报告护士。

10. 每天进行口腔护理，保持口腔清洁，防止口腔感染。长期留置胃管的老人需要 7 天更换一次，硅胶胃管留置适宜时间是 21～30 天。换鼻饲管应于夜间末次鼻饲后拔出，次日清晨鼻饲前从另一侧鼻孔置管。

1.4 本章复习题

1. 如何做好特殊老人的口腔清洁？
2. 头虱、头虮处理方法及注意事项有哪些？
3. 压疮发生的原因、分期及临床表现有哪些？
4. 压疮换药的方法有哪些？
5. 睡眠障碍的临床表现有哪些？
6. 鼻饲插管的方法及注意事项有哪些？

第二章　技术护理

【综论】

本章主要从给药、观察、消毒、冷热应用、护理记录、急救及常见病护理七个方面，阐述了老年护理技术的基础知识、操作流程及工作中的注意事项。

"给药"要了解外用药的作用及用药的注意事项，掌握外用药使用使用方法、操作流程；"观察"要掌握对老人体温、脉搏、呼吸、血压的生理、病理变化、常见不适症状的及濒危老人体征的观察要点；"消毒"要掌握严格隔离技术、洗手方法、各项无菌技术操作；"冷热应用"要了解冷热技术的相关知识，掌握正确的使用方法及操作步骤，达到治疗的效果；"护理记录"要正确掌握特殊老人护理记录的书写方法，熟悉护理记录书写的基本要求和注意事项；"急救"要在医务人员的指导下，对外伤出血、烫伤、噎食、摔伤、骨折等意外伤害应急处理方法；"常见病护理"要了解高血压、冠心病、脑中风、慢性阻塞性肺部疾病、胃食管反流、老年痴呆症、老年退行性骨关节病、糖尿病、痛风、骨质疏松等病的相关知识，掌握常见病的观察、护理、注意事项，为老人提供有效的康复方法。

2.1 给药

2.1.1 外用药使用方法

●相关知识

1. 皮肤的吸收功能在皮肤病外用药物治疗作用上有着重要的意义。完整的皮肤表面只有微不足道的吸收能力，所以一般只限于发挥局部的治疗效果（如止痒、止痛、消除红肿等）。

2. 手癣、足癣的常见类型及用药

手癣、足癣等是皮肤癣菌侵犯指（趾）间皮肤引起的浅部真菌感染。足癣由接触而传染，传染方式为与病者共鞋、袜、毛巾、浴盆，或由公共浴池、游泳池等接触感染。手癣多由足癣传染，常表现为三种类型：①水疱型：在手掌或足底部发生深在的小水疱，剧痒。②糜烂型：常见于第3～4指（趾）及第4～5指（趾）缝间。表皮角质层浸软发白，基底为鲜红色糜烂面有渗液，并有特殊恶臭味。③角化型：表现为足底、足缘和足跟部皮肤角质增厚、粗糙、脱屑，易发生皲裂。

水疱型可以使用复方雷琐辛搽剂，10％冰酸溶液；糜烂型可先使用咪康唑粉，待干燥脱皮后改用2％～3％克霉唑霜、1％益康唑霜、1％特比萘芬乳膏等；角化型以使用软膏和霜剂为主，常用复方苯加酸软膏、2％～3％克霉唑霜、1％益康唑霜、1％特比萘芬乳膏等。

3. 疥疮与用药

　　疥疮是由疥虫引起的接触传染性皮肤病，易在人群较为集中的场所中集体发病。好发于指缝、肘窝、腋窝、乳房下、脐周、下腹部、外生殖器等部位。主要表现为针头大丘疹或水疱，呈淡红色或正常肤色。

　　疥疮应早发现、早隔离、早治疗，10%～20%的硫磺软膏为外用首选，早晚各一次，颈部以下全身涂药，连续 5 日。

　　4. 老年性白内障与用药

　　老年性白内障多发生于 50 岁以上，常为双侧性，按始发部位的不同分皮质性、核性、囊膜性三类。主要表现为视力下降甚至失明。用白内停等滴眼液，应在临用时配制，1 月内用完。

　　5. 急性结膜炎与用药

　　急性结膜炎俗称"红眼病"，主要表现为眼结膜充血、分泌物增多、眼内异物感，当炎症累及角膜时，常伴有畏光、流泪和刺痛。有自愈倾向，病程约 1～2 周。虽然结膜炎本身对视力影响一般并不严重，但是当炎症波及角膜或引起并发症时，可导致视力的损害。早期局部冷敷或冰敷，可选用抗菌素眼药水或抗病毒眼药水交替滴眼。对患急性结膜炎的老人要做好消毒隔离工作，特别是洗脸用具、毛巾、手帕等应与其他老人严格分开，防止交叉感染。

　　6. 为便秘老人直肠插入栓剂等，以达到软化粪便，利于粪便排除，使老人解除痛苦，增加舒适感。

　　●操作流程

　　1. 真菌病涂药（手、足癣等）

　　（1）备药及用物：给药单、药物（如达克宁、美克、兰美抒膏剂等）、棉签、污物杯。

　　（2）养老护理员洗手、戴口罩，取出药盘等物品放于适宜的位置。

（3）将用物携至老人床旁，核对床号、姓名。

（4）核对给药单，选择药物。

（5）向老人解释用药的目的及注意事项，取得配合。

（6）协助老人取坐位或卧位。

（7）协助老人清洁患部。

（8）用棉签蘸药膏均匀涂于患处。

（9）嘱咐老人尽量避免触碰患处。

（10）涂药完毕，协助老人取舒适卧位。

（11）清理用物，归置原处。

2. 疥疮涂药

（1）备药及用物：治疗盘内放 10%～20% 硫磺软膏、棉签、一次性手套。

（2）在为老人涂药前，首先帮助老人用温水、肥皂洗澡。

（3）养老护理员戴好口罩、帽子、一次性手套。

（4）向老人解释用药目的，取得老人配合。

（5）协助老人取坐位或站立位，脱去衣服，注意保暖。

（6）将 10%～20% 硫磺软膏，根据老人患病部位，用棉签涂搽。

（7）老人穿好衣服，嘱老人勿离开病房，防止传染给其他老人。

（8）涂药完毕，整理用物及床单位，消毒处理污物。

（9）洗手，必要时做记录。

3. 滴眼药水

（1）备药及用物：给药单、治疗盘内放眼药水、消毒棉球或棉签、污物杯。

（2）养老护理员洗手、戴口罩。

（3）携用物至老人旁，核对姓名、床号。

（4）向老人解释用药目的，取得配合。

（5）核对给药单、眼药水，确切无误。

（6）协助老人取仰卧位或坐位，头略后仰，养老护理员站于老人身旁或身前。

（7）先用棉签拭净眼部分泌物，嘱老人眼向上看。

（8）用左手拇指和食指将上、下眼睑轻轻分开并固定。

（9）右手持眼药水瓶或滴管，以小手指固定于患者前额上。

（10）眼药水瓶或滴管口距眼睑约1~2厘米，将眼药水滴入下结膜内1~2滴，轻提上眼睑，使结膜囊内充盈药液（见图2-1）。

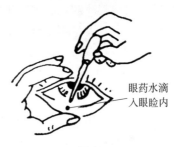

眼药水滴入眼睑内

图 2-1

（11）让老人轻闭上眼，用消毒棉球轻轻在眼睑上按摩，以便药液在眼内扩散。

（12）用消毒棉球拭去眼部外溢药液，放入污物杯内。

（13）滴药完毕，整理用物，协助老人躺卧舒适。

（14）询问观察老人，无不适后方可离开。

（15）清理用物，处理污物。

4．涂眼药膏

（1）备药及用物：给药单、治疗盘内放眼药膏、消毒棉球或棉签、污物杯。

（2）~（4）步骤同滴眼药水方法。

（5）核对给药单、眼药膏、确切无误。

（6）~（8）步骤同滴眼药水方法。

（9）右手持眼药膏平行挤入下眼结膜囊（见图2-2）。

（10）让老人轻闭眼睛，用消毒棉球轻轻按摩眼睑3分钟，使眼膏散开。

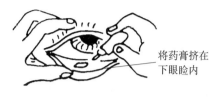

将药膏挤在
下眼睑内

图 2-2

（11）用消毒棉球拭去眼部外溢眼膏，放入污物杯内。

（12）～（14）步骤同滴眼药水方法。

5. 滴耳药方法

（1）备药及用物：给药单、治疗盘内放滴耳药液、消毒棉球和棉签、污物杯、3％双氧水等。

（2）携用物至老人床旁，核对姓名、床号。

（3）向老人解释，取得配合。

（4）核对给药单、滴耳药液、确认无误。

（5）协助老人坐位或半卧位，将头偏向健侧耳一边，使患侧耳在上。

（6）用棉签蘸取 3％双氧水将耳道内分泌物反复清洗至干净，用干棉签拭干。

（7）用左手将耳廓向后上方轻轻牵拉，使耳道变直，用右手持药液瓶，使掌跟轻置于耳旁（见图 2-3）。

（8）将药液沿耳道后壁滴入耳道内 3～5 滴，轻提耳廓或压住耳屏，使气体排出，易于药液流入。再用消毒棉球塞入外耳道，以避免药液流出。

（9）询问并观察老人有无不适。

（10）嘱老人保持原体位

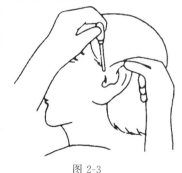

图 2-3

3～5分钟后，协助取舒适卧位，整理床单位。

（11）清理用物、归置原位、处理污物。

6.鼻腔滴药法

（1）备物：滴鼻药水（检查药水名称，有无变色、浑浊、沉淀、过期等，确认合格后方能使用）、干棉球或纸巾。

（2）养老护理员洗手、带口罩。

（3）携用物至老人床旁，核对姓名、床号。

（4）向老人做解释，取得配合。

（5）采取体位，老人先擤出鼻涕，然后协助老人侧卧或仰卧头向后伸仰，前鼻孔向上，侧卧时患侧向下。

（6）滴鼻药，一手扶持老人头部，另一手拿药滴管，距鼻孔1～2厘米，将药液滴入鼻孔3～5滴，待老人休息片刻再坐起（见图2-4）。

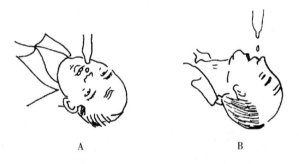

A　　　　　　　　　B

图 2-4

（7）操作完毕，用棉球或纸巾为老人擦净面部，协助老人恢复体位，整理用物，洗净双手。

7.直肠栓剂给药

（1）备物：直肠栓剂、手套、手纸、污物杯。

（2）养老护理员洗手、带口罩。

（3）携用物至老人床旁，核对姓名、床号。

（4）向老人做解释，取得配合。

（5）屏风遮挡，拉上窗帘。

（6）协助老人取左侧卧位，膝部弯曲，协助将裤子脱至臀部以下，暴露肛门。

（7）戴手套，持直肠栓剂，嘱老人张口深呼吸、勿屏气、全身放松。

（8）将栓剂插入肛门，并用食指将栓剂沿肠壁朝脐部方向送入 3～4 厘米。

（9）栓剂插入后，嘱老人保持侧卧位 15 分钟，防止药液融化后渗出或栓剂滑脱出肛门外。

（10）使用开塞露应将药瓶打开，左手持纸巾，右手由药瓶内挤出少许在纸巾上，滑润开塞露药瓶颈部，左手垫纸巾分开臀裂，右手持开塞露将颈部轻轻插入肛门深处，挤压药瓶，将药液全部

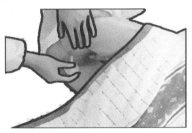

图 2-5　直肠开塞露给药

挤入肛门内。退出药瓶，用纸巾擦拭老人肛门处，协助老人恢复体位，叮嘱老人休息 10 分钟左右再排便（见图 2-5）。

（11）插入完毕，协助老人取舒适卧位。整理床单位，询问观察老人，无不适后方可离开。

（12）清理用物，处理污物。

（13）根据药物作用时间，协助病人排便。

8. 安尔碘使用

（1）用物：安尔碘、消毒棉签、污物杯。

（2）养老护理员洗手、戴口罩。

（3）核对床号、姓名，向老人解释治疗目的，取得合作。

（4）协助老人取适当卧位。

（5）暴露患处，用棉签蘸安尔碘由内向外螺旋型涂搽患处后，放入污物杯内。

（6）治疗完毕，整理用物，协助老人取舒适卧位。

●**注意事项**

1. 真菌病涂药（手、足癣等）注意事项

（1）瘙痒是手足癣的主要症状，不但影响老人情绪和休息，而且可继发感染，养老护理员应向老人做好耐心解释工作。

（2）皮损部位常有分泌物、脱屑，再加上外涂药物，易污染衣裤和床褥，应及时更换衣裤、床单等。

（3）告知老人做好个人卫生，不使用公共毛巾、浴盆等。

（4）涂药后应注意观察局部反应、用药后效果，及时向医生、护士反应。

2. 疥疮涂药注意事项

（1）养老护理员在为老人洗澡、擦身时要仔细观察其全身皮肤情况，如发现皮疹、结节、水疱等症状，应及时向医生汇报，一旦确诊立即隔离。

（2）老人用过的被褥、衣服、毛巾、鞋袜等要煮沸消毒。

（3）治疗期间不洗澡、不更衣，5日后，洗澡更衣。换下的衣服要煮沸消毒。

（4）治疗完毕观察2周，如出现新的皮疹，再重复治疗1次。

3. 滴眼药水注意事项

（1）滴眼药水前后均应洗净双手，防止交叉感染。

（2）滴眼前应检查眼药水有无变色、混浊、沉淀等。

（3）一般先滴右眼后滴左眼，以免错滴。若左眼病轻，则先左后右，以免交叉感染。

（4）对急性结膜炎老人应进行床边隔离，眼药水专人专用。

4. 涂眼药膏注意事项

（1）将眼药膏挤入下穹窿部约1厘米左右的长度，然后以旋转方式将药膏膏体离断。

（2）若眼药水与涂眼药膏同用时，应先滴眼药水后涂眼药膏。

（3）若多种药物同时用，必须间隔 2～3 分钟，并先滴刺激性弱的药膏，后滴刺激性强的药膏。

5. 滴耳药注意事项

（1）勿将药液直接滴在耳鼓膜上。

（2）软化耵聍者，滴入药量以不溢出耳道为度。滴药后会出现耳部发胀不适，应向老人做好解释工作。两侧均有耵聍者不宜同时进行。

6. 直肠栓剂给药注意事项

要特别注意保护老年人的隐私，操作前关门、拉上窗帘。

7. 安尔碘使用注意事项

（1）安尔碘有刺激性，不宜用于伤口和黏膜。

（2）为老人涂药后，注意观察老人有无过敏反应，局部有无红斑、丘疹、水疱等。

（3）安尔碘易挥发，应密闭、阴冷处保存。

2.1.2 吸入给药方法

● 相关知识

1. 吸入给药方法是利用雾化方法将药液变成气雾，随老人吸气而进入呼吸道及肺泡，以达到预防和治疗呼吸道疾病作用的方法。雾化治疗的老人应神志清醒，能合作，对痰液黏稠、气道不畅、气管切开、支气管哮喘、呼吸道感染、肺部感染等的老人适用。吸入给药的常用药物应根据老人病情的需要来选择药物，常用的药物有：抗生素类、解痉药类、稀释化痰类、减轻呼吸道黏膜水肿类等。

2. 氧气雾化吸入法的目的

（1）消炎、解痉、镇咳、祛痰。

（2）预防、治疗呼吸道感染以及湿化呼吸道。

3.超声波雾化器是应用超声波声能，把药液变成细微的气雾，由呼吸道吸入，达到治疗目的。超声雾化吸入的时间为15～20分钟。超声雾化吸入的结构有

（1）超声波发生器：通电后输出高频电能。

（2）水槽：盛蒸馏水，水槽下方，有一晶体换能器，接受发生器发出的高频电能，将其转化为超声波声能。

（3）雾化罐（杯）：盛药液，雾化罐底部是半透明膜，为超声膜，当声能透过此膜与罐内药液作用时，产生雾滴喷出，螺纹管和口含嘴（或面罩）。

利用超声波雾化器发出高频电能，使水槽底部晶体换能器发出超声波声能，声能震动了雾化罐底部的透声膜，作用于雾化罐内的液体，从而破坏了罐内药液的表面张力，使药液变成细微的雾粒，通过导管，随老人吸气而进入呼吸道。

4.超声波雾化吸入法的目的如下

（1）消炎、解痉、镇咳、祛痰。

（2）预防、治疗呼吸道感染。

（3）湿化呼吸道。

（4）应用抗癌药物治疗肺癌。

●操作流程

1.氧气雾化吸入（见图2-6）

（1）用物：雾化吸入器、药液、氧气装置一套（湿化瓶不加水）、毛巾。

（2）操作前准备：按医嘱抽取药液，用生理盐水或蒸馏水稀释至5毫升。

（3）检查雾化吸入器，将药液经E口注入雾化吸入器内。

（4）将所需药物携至老人床边。

（5）核对床号、姓名，向老人解释治疗目的，取得配合。

（6）协助老人取坐位或半坐卧位（重症取侧卧位）。

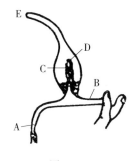

图 2-6

（7）协助老人漱口以清洁口腔，颌下围毛巾。

（8）装氧气表，将雾化器 A 口与氧气出口处胶管相连，调节氧流量到 6～10 升/分钟。

（9）老人口含雾化吸入器喷出口，嘱老人吸气时，用手指堵住出气口，呼气时将雾化吸入器从口中取出，同时手指松开出气口，如此重复，将药液全部吸完。

（10）吸入完毕，取下雾化器，关闭氧气流量开关。

（11）协助老人漱口，用毛巾擦干净面部，关闭氧气开关。

（12）协助老人取舒适卧位，整理床单位。

（13）清理用物，将雾化器浸泡于消毒液中 1 小时，冲净、擦干后备用。

（14）做好记录。

2. 超声雾化吸入

（1）用物：超声波雾化器、药液、量杯、冷蒸馏水、水温计、毛巾。

（2）检查超声波雾化器各部件是否连接良好，关闭所有开关。

（3）水槽内加冷蒸馏水 250 毫升，药罐内加入所需药液，稀释至 30～50 毫升，将罐盖旋紧。

（4）携用物至老人床旁。

（5）核对床号、姓名，向老人解释治疗的目的，取得配合。

（6）协助老人取坐位或半坐卧位，毛巾围于颌下。

（7）接通电源，先开电源开关，红色指示灯亮，预热 3～5

分钟，再开雾化开关，白色指示灯亮，此时药液呈雾状喷出。

（8）调节雾量：高档每分钟 3 毫升，中档每分钟 2 毫升，小档每分钟 1 毫升，一般用中档。

（9）将面罩覆盖于老人口鼻部，或将雾化器口含嘴放于老人口中；嘱老人深吸气，呼气时启开面罩，吸入时间一般为 15～20 分钟，如果连续使用间隔至少 30 分钟。

（10）吸入完毕，先关雾化开关，再关电源开关。

协助老人漱口，用毛巾擦干面部。取舒适卧位，整理床单位。清理用物，倒掉水槽内水，擦干水槽备用。做好记录。

●**注意事项**

1. 氧气吸入雾化法注意事项

（1）在为老人氧气雾化吸入时，严禁接触烟火和易燃物品。

（2）氧化雾化吸入器为玻璃制品，使用中要注意老人安全，防止破损及划伤老人。

（3）氧气流量表上湿化瓶不加水，以免湿润的氧气将药液稀释。

（4）对初次使用雾化吸入器者，应教会老人使用方法，操作中嘱老人做深吸气，吸气后屏气 1～2 秒，效果更好。

（5）操作中随时观察老人的情况，如是否症状减轻，有无不适等。

2. 超声雾化吸入法注意事项

（1）水槽内必须有足够冷水，雾化罐内必须有液体，方可开机。

（2）水槽及药罐内切记加温水或热水，以防损坏透声膜。如果槽内水温超过 50℃应关机，调换冷水。

（3）换能器及透声膜质脆易损，操作应轻柔。

（4）雾化罐、面罩和口含嘴应专人专用。

（5）操作中随时观察老人的情况，如是否症状减轻，有无不适等。

2.2 观察

2.2.1 老人体温、脉搏、呼吸、血压的测量

●相关知识

1. 体温

（1）人体具有一定的温度，这就是体温，且保持在相对稳定状态，这是维持机体正常生命活动的重要条件之一。根据生理功能上的体温分布区域，可分为体核体温和体表体温。体核体温通常是指人体内部的温度，较稳定。一般所说的体温是指体核体温。当体温调节中枢受到致热源（如细菌、病毒）的侵袭时体温会发生变化。

（2）正常人的体温由于分布和散热情况的不同，使各部位所测得的温度略有差异。正常体温范围为：口温 36.5℃～37.5℃；肛温 37.0℃～38.0℃；腋温 36.0℃～36.7℃。

（3）体温在一定因素的影响下发生波动，但这种波动常在正常范围内或是暂时的。主要因素如下：

①年龄：老人由于代谢率低，体温常在正常范围的低值。

②昼夜变化，一般清晨 2～6 点体温最低，下午 2～8 点体温最高。

③性别：女性较男性体温稍高。

④其他：运动、沐浴、进食、情绪激动、精神紧张等因素，可使体温暂时性增高。安静、睡眠、饥饿、服用镇静剂后可使体温下降。

（4）发热定义：由于致热源作用于体温调节中枢或体温中枢功能障碍等原因导致体温超出正常范围，称为发热。

（5）发热程度的划分（以口温为标准）：低热：37.3℃～38.0℃；中热：38.1℃～39.0℃；高热：39.1℃～41.0℃；超

高热：41.0℃以上。

（6）常见热型

①稽留热：体温维持在 39.0℃～40.0℃左右，达数日或数周，24 小时波动范围不超过 1.0℃。常见于急性传染病，如伤寒、大叶性肺炎。

②弛张热：体温在 39.0℃以上，波动幅度大，24 小时体温差在 1.0℃以上，常见于败血症、风湿热、严重化脓性感染。

③间歇热：高热与正常体温有规律地交替出现。反复发作，常见于疟疾、急性肾盂性肾炎。

2. 脉搏

（1）脉搏定义：脉搏是随着心脏节律性地收缩和舒张，动脉血管壁相应地出现扩张和回缩的搏动。

（2）正常脉搏：正常人的脉搏与心跳一致，男性 60～80 次/分钟，女性 70～90 次/分钟，老人较慢为 55～80 次/分钟。正常的脉搏节律规则、强弱均等。运动或情绪激动时，脉搏常可暂时增强、加快，故测脉时，老人要处于安静状态。

（3）异常搏动：发热时体温每升高 1℃，脉搏则每分钟增快 10～15 次，若不能相应增加，称为相对性缓脉，当体温下降时，脉搏也随之减慢。脉搏超过 100 次/分钟者称为心动过速，少于 60 次/分钟者称心动过缓。

3. 呼吸

（1）定义：呼吸是指机体在新陈代谢过程中，不断地从外界吸取氧气、呼出二氧化碳的过程。

（2）正常呼吸：正常成人呼吸每分钟 16～20 次，呼吸的频率和深浅度可随年龄、性别、活动和情绪等因素而改变。一般幼儿比老人快，老人稍慢，同龄女性比男性稍快。活动和情绪激动时增快，休息和睡眠时较慢。

（3）异常呼吸的观察如下

①频率异常

● 呼吸过速：成人呼吸每分钟超过 24 次称为呼吸增快，多见于高热或缺氧情况的老人。

● 呼吸过缓：成人每分钟少于 10 次称为呼吸缓慢，常见于颅内疾病及安眠药中毒的老人。

②节律异常

● 潮式呼吸：是一种由浅慢到深快，然后再由深快到浅慢的呼吸，之后经过一段时间的呼吸暂停，再开始上述新的周期性呼吸。呼吸运动呈潮水涨落样，故称潮式呼吸。潮式呼吸周期长约 30 秒至 2 分钟，伴有约 5 至 30 秒的呼吸暂停，所以要较长时间仔细观察才能发现。这种呼吸是由于呼吸中枢的兴奋性降低，使呼吸调节功能失调造成的。缺氧严重时，呼吸要靠二氧化碳的刺激维持。当缺氧明显时，二氧化碳需堆积到一定程度，才可能刺激呼吸中枢，使呼吸恢复和加强；当聚集的二氧化碳呼出后，衰弱的呼吸中枢又失去有效的兴奋，呼吸又再次减弱，乃至暂停。常见于脑炎、脑膜炎的老人。

● 间断呼吸：表现为呼吸与呼吸暂停现象交替出现。其特点是有规律地呼吸几次后，突然中断呼吸，间隔一个短时间后又开始呼吸，周而复始。常见于颅内病变或呼吸中枢衰竭的老人。

③深浅度异常

● 深度呼吸：是深长而规律的呼吸，常见于由尿毒症、糖尿病等引起的代谢性酸中毒的老人。

● 浮浅呼吸：是一种浅表而不规则的呼吸，有时呈现叹息样，见于濒临死亡的老人。

④音响异常

● 蝉鸣样呼吸：即吸气时有一种高音调的音响，见于喉头水肿痉挛、喉头异物的老人。

● 鼾声呼吸：呼气时发生粗糙的鼾声，见于气管内积存较多的分泌物，或深昏迷的老人。

（4）呼吸困难：指呼吸频率、节律和深浅度的异常。老人有空气不足，胸闷、呼吸费力，不能平卧等不适感觉。并有烦躁、张口耸肩，口唇、指（趾）甲紫绀，鼻翼煽动等体征。根据表现可分为吸气性呼吸困难、呼气性呼吸困难、混合性呼吸困难。

4. 血压

（1）血压定义：血液在血管内流动时，对血管壁的侧压力称为血压。血压通常指的是动脉血压。当心脏收缩时，血液摄入主动脉，此时动脉管壁收到的压力叫收缩压；当心脏舒张时，动脉管壁弹性回缩，此时动脉管壁所受的压力，称为舒张压。收缩压和舒张压之差称为脉压。

（2）血压计的种类、构造及计量单位

①种类：常用的血压计有三种，汞柱式血压计、表式血压计、电子血压计（见图2-7）。

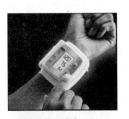

A 电子血压计

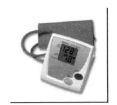

B 电子血压计

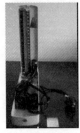

C 汞柱式血压计

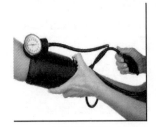

D 表式血压计

图 2-7　常用血压计种类

②构造：主要由三部分组成：输气球、调节空气压力的活门、袖带。

③血压的计量单位：常用计量单位有国际单位毫米汞柱（mmHg）和千帕（kPa），其换算公式为：kPa×7.5＝mmHg，mmHg×0.13＝kPa。

（3）正常血压及生理变化

正常成人在安静时，收缩压为 90～140mmHg（12.0～18.6kPa），舒张压为 60～90mmHg（8.0～12.0kPa），脉压差为 30～40mmHg（4.0～5.3kPa）。其生理变化是随着年龄的增长而血压增高；上午的血压较高，以后逐渐下降，在夜间睡眠时血压最低，过度疲劳或睡眠不佳时，血压可稍升高；在寒冷的环境中血压可上升，高温环境中血压可略下降；大多数人下肢血压比上肢高 22～33mmHg（3.0～5.0kPa）；在紧张、恐惧、兴奋及疼痛时均可引起收缩压升高；劳动、饮食、吸烟和饮酒也可影响血压值。

（4）异常血压的观察

①高血压：收缩压≥140mmHg，舒张压≥90mmHg。

②低血压：收缩压低于 90mmHg，舒张压低于 60mmHg，常见于休克、心肌梗死等情况。

③脉压变化:脉压差增大主要见于主动脉瓣关闭不全、动脉硬化等;脉压差减小主要见于心包积液、主动脉瓣狭窄、甲亢等。

●操作流程

1. 体温测量法

（1）用物：治疗盘，内备一消毒液容器（第一次消毒体温表用），另备一清洁干容器（放置清洁体温表），消毒液纱布、记录本、笔和有秒针的表。若测肛温需另备润滑剂、棉签、卫生纸等用物。

（2）洗手，准备体温计，检查有无破损，读数是否在

35℃以下，放在治疗盘内。

（3）测量方法

①口腔测量法：将口腔体温表水银端斜放于老人的舌下，嘱其闭嘴用鼻呼吸，勿用牙咬体温表，3分钟后取出，用消毒液纱布擦净，看明读数后将体温表浸入消毒液容器中，并记录体温表（见图2-8）。

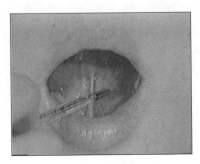

图 2-8　口腔测温部位

②腋下测量法：先用纱布擦干净汗液，将体温表水银端放于腋窝深处并紧贴皮肤，令老人屈臂过胸夹紧体温表，10分钟后取出，记录体温值（见图2-9）。

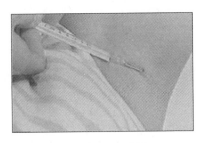

图 2-9　腋下测温部位

③直肠测量法：协助老人屈膝侧卧或俯卧，露出臀部，用20％皂液或油剂润滑肛门体温表水银端，轻轻插入肛门3～4厘米，3分钟后取出，记录体温值。

（4）体温表清洁消毒方法

常用消毒溶液有1％消毒灵、20％碘伏、70％乙醇、1％过氧乙酸等。

①口腔、腋下体温表消毒法：经清洁处理后的体温表先浸泡于消毒液中，30分钟后取出，用手将水银柱甩至35℃以下，再放入另一消毒容器中浸泡30分钟后取出，用冷开水冲洗，再用消毒纱布擦干，存放于清洁盒内备用。

②肛门体温表消毒法：用消毒纱布将肛门体温表擦干净，再按上法另行消毒。

③消毒液需定期更换，冷开水每日更换一次，盛放体温表的容器应每周彻底清洁消毒一次。

2. 脉搏测量法

（1）洗手、备齐用物：有秒针的表、记录本和笔，必要时携带听诊器。

（2）向老人解释以取得合作，测量前 15～30 分钟老人需保持安静；

（3）测量部位：凡靠近骨骼的浅表大动脉均可用来诊脉。常用的有桡动脉，老人也最愿意接受。其次有颞动脉、颈动脉、肱动脉、腘动脉、足背动脉和胫后动脉等。以测量桡动脉为例，老人取坐位或卧位，手臂放于舒适的位置，腕部伸展。护理员将食指、中指和无名指放在老人的桡动脉表面，压力大小以能清楚触及脉搏为宜。一般情况下测 30 秒钟，将所测脉搏数值乘以 2，即为脉搏数。

异常脉搏、危重老人应测 1 分钟。当脉搏细弱而触摸不清时，可用听诊器测心率 1 分钟（见图 2-10）。

（4）脉搏曲线的绘制：

将所测脉搏绘于体温表单上,体温符号为"●";脉搏符号为"○"，均为红笔或体温专用笔打印在体温单上，相邻两次符号用红线连起。如体温和脉搏在同一点上，则先绘制蓝色体温符号，外用红笔画一圆圈，表示脉搏（见图 2-11、2-12）。

3. 呼吸测量法

（1）用物：有秒针的表、记录笔和本。

（2）在测量脉搏后养老护理员仍保持诊脉的手势，以分散老人的注意力，观察老人的注意力，观察老人胸部或腹部起伏，一呼一吸为一次。

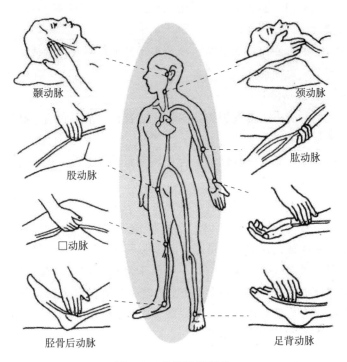

颞动脉　　颈动脉　　股动脉　　肱动脉　　□动脉　　胫骨后动脉　　足背动脉

图 2-10　常用诊脉部位

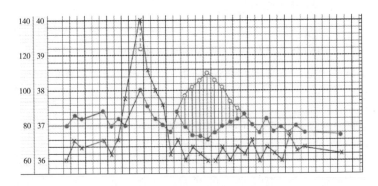

图 2-11　脉搏、体温曲线的绘制

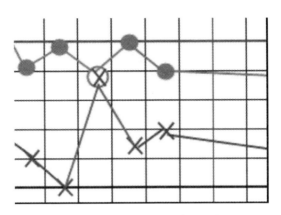

图 2-12　体温、脉搏重合的绘制

（3）观察呼吸的深度和节律，一般情况下计数 30 秒，所测数值乘以 2，即为呼吸频率。如老人呼吸不规则应测 1 分钟。

（4）当老人呼吸微弱不易观察时，可用少许棉花置于老人鼻孔前，观察棉花纤维被吹动的次数，计数 1 分钟。

（5）呼吸曲线的绘制：

符号"○"为呼吸，用蓝笔或呼吸专用笔打印在体温单上，相邻的两次呼吸符号用蓝线相连；也可用数字记录在体温单相应的格内。

4. 血压测量法

（1）用物：血压计、听诊器、记录笔和本。

（2）测量部位：上肢肱动脉或下肢腘动脉。

（3）测量前让老人休息片刻，以消除紧张因素对血压的影响。向老人解释，以取得合作。

（4）老人取坐位或仰卧位，将衣袖卷至肩部露出一侧上臂，袖口不得太紧，以免影响血流，必要时脱袖。伸直肘部，手掌向上，被测肢体应与心脏处于同一水平（见图 2-13、2-14）。

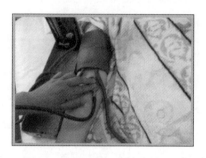

图 2-13　上肢血压测量法（卧位）

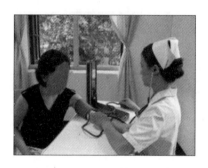

图 2-14　血压测量体位（坐位）

（5）放平血压计，驱尽袖带空气，平整无折地缠于上臂中部，松紧以能放入一指为宜，气袋中部对着肘窝平整地缠于上臂，使充气时压力正好压在动脉上，松紧以能放入一指为宜。袖带下缘距肘窝 2～3 厘米，将末端整齐地塞入里圈内，开启水银槽开关。

（6）戴好听诊器，在肘窝内侧处摸到肱动脉起搏点，将听诊器头紧贴肘窝肱动脉起搏点处，轻轻加压，另一手关闭气门上的螺旋帽，握住输气球向袖带内打气至肱动脉搏动音消失，再升高 30mmHg（4kPa），慢慢开放气门，使汞柱缓慢下降，并注意汞柱所指刻度。当从听诊器中听到第一声搏动时，此时汞柱所指刻度即为收缩压，随后搏动声继续存在并增大，当搏动声突然变弱或消失，此时汞柱所指刻度为舒张压。

（7）测量完毕后，排尽袖带内空气，拧紧气门上的螺旋帽，解开袖带，整理并妥善放入盒内，将血压计向右倾斜45°，关闭水银槽开关。

（8）记录测得的数值。以分数式即收缩压/舒张压 mmHg（或 kPa）表示。口述应先读收缩压后读舒张压。

● **注意事项**

1. 体温测量注意事项

（1）测量体温前应检查体温表有无破损。

（2）腹泻、直肠或肛门手术者不可用肛门测量法。

（3）不慎咬破体温表而吞下水银时，可立即口服大量蛋清、牛奶或食用大量韭菜等粗纤维食物，使水银被包裹而减少吸收。

（4）体温表切忌热水清洗或用煮沸法进行消毒。

2. 脉搏测量注意事项

（1）不可用拇指测量，因拇指小动脉搏动较强，易与老人的脉搏相混淆。

（2）为偏瘫老人测脉时，应选择健侧肢体。

3. 呼吸测量注意事项

（1）尽量去除影响呼吸的生理因素，在老人松弛的状态下测量。

（2）由于呼吸受意识控制，计数呼吸时应避免老人观察。

（3）将此次测得的数值与以往数值作比较，以了解病情的动态变化情况。

4. 血压测量注意事项

（1）血压带松紧适合，不可过松或过紧。

（2）测血压前半小时应保持安静，防止造成所测血压不准确。

（3）关闭血压计时注意不要压碎玻璃管。

（4）一般选择右上臂。偏瘫、肢体外伤或手术的老人应选择健侧肢体。

2.2.2 呕吐的观察

● 相关知识

1. 呕吐机理

呕吐是由一系列复杂而协调的反射性动作所组成。呕吐受大脑的延髓中枢控制，受到刺激时可引起呕吐。首先是幽门收缩与关闭，胃逆蠕动，继而贲门开放，同时腹肌收缩、腹压升高，使胃内容物从食道而排除口外。若胃逆蠕动较弱或贲门未开，胃内容物无从排出，而有想吐的感觉，则称为恶心。呕吐可将有害物质从胃排除，从而起到保护性作用，但持久而剧烈的呕吐，可引起失水、电解质紊乱及营养不良。

2. 呕吐原因根据其部位的不同可分为两大类。

（1）中枢性呕吐：各种原因引起的颅内压升高时均可发生呕吐，如脑膜炎、脑炎、脑部肿瘤、脑溢血等疾病时，均可发生呕吐，其特点为喷射状呕吐，无恶心的先兆，且吐后不感轻松，较顽固等。另外，前庭功能障碍、精神因素、药物及尿毒症等代谢性疾病均可引起呕吐。

（2）周围性呕吐：可由胃部疾病引起，如患胃炎、幽门梗阻等情况时，因胃黏膜受到刺激而造成。也有些急腹症，如患阑尾炎、胆囊炎、腹膜炎及附件炎等疾病时也可伴发呕吐。

3. 呕吐的伴随症状和体征

（1）发热：多为感染性疾病。全身性感染、腹腔或盆腔内炎症时，除呕吐外，还常伴随发热等其他症状等，故要注意观察。

（2）腹泻：是临床上较常见的一种并发症。最常见于肠道感染，如急性肠炎、食物中毒、细菌性痢疾等病症。

（3）便秘：要警惕肠道梗阻，并常伴腹痛、腹胀等。

（4）腹痛：常见于腹腔疾病，少数为腹部以外的疾病，如心肌梗死、肺炎、糖尿病等。

（5）头痛：中枢神经系统疾病时，可出现剧烈的头痛，常无恶心，突然出现喷射样呕吐。

（6）眩晕：常见于内耳眩晕症、晕动病、急性迷路炎等疾病。表现为眩晕、眼球震颤、恶心、血压下降、出汗等植物神经失调的症状。

（7）意识障碍：多见于颅内器质性疾病、尿毒症、肝昏迷、糖尿病酮症酸中毒等情况。

（8）黄疸：可见于急性黄疸型肝炎、急性胆道感染、胆石症、急性胰腺炎等。表现为皮肤颜色发黄。

● 观察要点

1. 呕吐的次数：有些老人呕吐一次后可能还会再吐，故要在老人身边仔细观察，并记录呕吐的次数。

2. 呕吐的量：呕吐可为一口、两口或吐出的量较多不等。一般成人的胃容量约 300 毫升，若超过此量，可能为胃扩张或幽门梗阻所致，常为隔夜食物。

3. 呕吐物的性状：呕吐物常为食物和消化液的混合物。若呕吐物含血可呈现红色，其中鲜红色多为急性大出血，血液未来得及与胃内食物发生反应便吐出，而出血过程相对缓慢，血液与胃液及胃内容物混合后呕吐呈咖啡色。呕吐物呈黄绿色时，提示有胆汁混合。呕吐物呈暗灰色，表示胃内容物有腐败性改变，而且在胃内停留时间过长等。

4. 呕吐物的气味：普通呕吐物呈酸味，胃内出血呈碱味，胃内滞留过久的食物呈腐臭味、肠梗阻时有粪臭味等。

5. 伴随症状：呕吐常不是单独出现，常与恶心、腹泻、发热、头痛等病症相伴出现，故要注意综合进行观察。

6. 记录要点：要准确记录呕吐的次数，内容物的量、性质及伴随的症状等情况。若是危重老人，要将呕吐的情况详细记录在特别护理记录单上，并汇总 12～24 小时的呕吐量等。

● **注意事项**

1. 经常巡视，对危重老人，将呕吐情况记录在特别护理记录单上，并按要求进行汇总。

2. 对呕吐老人要观察呕吐物的量、色、味和内容物性质及伴随症状等。

3. 观察要仔细，记录要认真、及时。

2.2.3 给药后观察

● **相关知识**

1. 老人易发生不良反应的原因

（1）机体抵抗力下降：老人常同时有多种疾病，且疾病较复杂，需长期服药。又因所用药物的种类也较多，药物的不良反应自然就加大。

（2）代谢功能低下：老人各种重要器官的重量减轻、细胞数减少，使得重要代谢器官如肝、肾的代谢能力下降，易造成药物及毒性代谢产物的蓄积而致毒副反应。

（3）药物的吸收功能低下：老人胃液呈弱酸或无酸状态，造成吸收障碍，另外胃肠蠕动及肠管的吸收能力均减低。

（4）中枢神经系统的反应性变化：在老人身上，对中枢神经系统抑制的药物作用表现较强，而对中枢神经系统兴奋作用表现缓弱。而且老人常有脑动脉硬化，故药物中毒时易诱发各种意识障碍等。

2. 过敏反应

（1）过敏反应的发生机理

药物过敏反应是一种变态反应，主要由抗原、抗体的相互作用而引起。药物作为一种抗原物质进入人体后，可刺激机体产生相应的抗体。当这种药物再次进入机体后，抗原抗体结合后吸附于皮肤、喉头、声带、支气管黏膜下等处的微血管上肥大细胞发生破裂，释放各种过敏物质，导致一系列过敏反应，如皮疹，喉头、声带水肿而引起窒息、哮喘，血管舒张所致血压下降等等。大多数人一般不发生过敏反应，只有某些过敏体质的人容易发生。常见的过敏药物有抗生素类药物等。

（2）过敏反应的症状

轻度过敏反应可出皮疹、荨麻疹、皮炎、发热等，严重者可出现过敏性休克。

（3）过敏性反应的防治措施

预防各种药物引起的过敏反应，详细询问病史极为重要，询问中应重点了解：以往用药史，是否曾用过各种抗生素，用后有无荨麻疹、胸闷、瘙痒、发热等表现；有无变态反应性疾病，如支气管哮喘、过敏性鼻炎、湿疹等。若以往曾出现过抗生素等药过敏者，最好不要再使用这类药。对无过敏史的老人，在用抗生素前都必须做抗生素类皮试，超过 24 小时时要重做。

过敏反应不严重者在停药后大多迅速消失，无需特殊治疗。但在应用某种药物后发生皮疹时最好停药，或密切观察，若皮疹增多，且伴发热等反应，则应立即停药，同时应分秒必争地进行抢救，宜就地急救，切忌远道运送。遵医嘱可采用肾上腺素、补充血容量、肾上腺皮质激素、抗组织胺药物等进行急救。喉头水肿应行气管切开术，缓解窒息。

3. 继发性不良反应

指继发于治疗作用后出现的不良反应，如滥用抗生素引起的二重感染；长期服用止痛药、镇静药所致的成瘾性，停药后出现的戒断反应。

●观察要点

药物副反应是在用药过程中所出现的与治疗无关的不良反应。有些不影响治疗的作用为一过性的可自行消失，有些则可产生严重的功能紊乱和组织损伤。重点观察：

1. 胃肠道反应：恶心、呕吐、腹泻、便秘、出血和溃疡等。

2. 肝脏反应：发热、皮疹、皮肤瘙痒、皮肤黏膜黄疸。

3. 泌尿系统反应：血尿、排尿困难、尿潴留等表现。

4. 循环系统反应：心慌、体位性低血压、眩晕、呼吸费力等症状。

5. 呼吸系统反应：呼吸困难、哮喘、痰增多等。

6. 神经系统反应：头痛、头晕、乏力、失眠、走路不稳、耳聋等。

●注意事项

1. 对服药的老人，要经常巡视，并询问老人有无不适。

2. 对易引起过敏反应的药物如青霉素、磺胺类药物，使用前要详细询问老人的过敏史。使用时要认真核对，备好抢救药品，使用后要勤巡视观察。一旦出现过敏反应，立即通知医师并协助进行抢救。

3. 观察要仔细，记录要及时、准确。

2.2.4 濒危老人生命体征的观察

●相关知识

1. 濒死的定义

濒死即临终，指老人在已经接受治疗性或姑息性治疗后，虽然意识清醒，但病情加速恶化，各种迹象显示生命即将终结。

2．临床死亡的定义

死亡是指人体系统，如心血管、呼吸系统等停止工作。

3．生物学死亡

是指呼吸、心跳停止后大脑的死亡，人体组织细胞新陈代谢完全停止。

4．死亡的分期

死亡过程一般可分为三期：

（1）濒死期（临终状态）：此时机体各系统的机能发生严重的障碍，中枢神经系统脑干以上的部分处于深度抑制状态。表现为意识模糊或消失，反应迟钝、心跳减弱、血压降低、呼吸微弱或出现潮式呼吸。代谢方面，由于缺氧，糖的酵解占优势，乳酸等酸性产物增多，能量供应锐减，因而各种机能活动极度衰弱。濒临死亡期持续的时间因病、因人而异。

（2）临床死亡期：此期的主要标志是心跳、呼吸完全停止，瞳孔散大固定，所有反射均消失。心电图检查显示直线。此时大脑延髓处于深度抑制状态，但各种组织中仍然进行着微弱的代谢过程，重要器官的代谢尚未停止。如果这种情况是由失血、窒息、触电等原因引起，则要及时采取一系列的紧急抢救，有时可能使死者复活。

（3）生物学死亡期：是死亡过程的最后阶段、整个神经系统及各器官的新陈代谢相继停止，机体出现不可逆的变化。

5．潮式呼吸表现

潮式呼吸是一种由浅慢变为深快，然后再由深快到浅慢，之后呼吸暂停 30～40 秒，再开始又一次的重复，循环往复如潮水涨退式的呼吸节律。所以要较长时间仔细观察才能发现。此种呼吸的出现是呼吸中枢兴奋性降低，呼吸中枢对呼吸节律的调节失常的表现。当呼吸停顿一段时间后，缺氧和二氧化碳的潴留刺激呼吸中枢，使呼吸恢复并逐渐加强。当缺氧和二氧化碳潴留改善后，呼吸中枢失去有效兴奋，呼吸重新出现变慢变浅，继而出现呼吸停顿。上述过程周而复始，周期性进行（见图 2-15）。

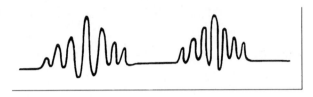

图 2-15   潮式呼吸

6. 间断呼吸表现

表现为有规律的呼吸几次后，突然停止呼吸，间隔一个短时间后又开始呼吸，如此反复交替。即呼吸和呼吸暂停现象交替出现。其产生机制同潮式呼吸，但比潮式呼吸更为严重，预后更为不良，常在临终前发生（见图 2-16）。

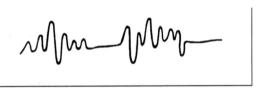

图 2-16   间断呼吸

●**观察要点**

1. 呼吸急促、费力，可有潮式呼吸或点头样呼吸。

2. 面色呈铅灰色，鼻翼煽动，双眼半睁呆滞，瞳孔固定。

3. 血压降低或测不到。

4. 大小便失禁或便秘、尿潴留、粪便嵌顿。

●**注意事项**

1. 养老护理员要掌握濒危老人的主要体征，并根据不同体征密切观察、做好记录。

（2）对潮式呼吸或张口呼吸的老人，要加强基础护理，做好口腔护理，减少因张口呼吸而造成的口干舌燥所带来的痛苦。

（3）做好临终前的基础护理和家属的心理支持。

2.3 消毒

2.3.1 隔离

● 相关知识

1. 隔离概念：采用各种方法、技术，防止病原体由老人及携带者传播给他人的措施。

2. 隔离目的：控制传染源、切断传播途径、防止传染病蔓延、保护易感人群。

3. 隔离的种类：常按传播途径不同划分，以切断传播途径为制定措施的依据。

（1）严密隔离

①适用范围：适于经飞沫、分泌物、排泄物直接或间接传播的烈性传染病，如：霍乱、鼠疫等。凡传染性强、死亡率高的传染病均需采取严密隔离。非典型肺炎也需采取严密隔离。

②隔离要求

◆设单人室进行不同病源的隔离，通向过道的门窗关闭。

◆进入隔离室必须穿隔离衣、戴口罩、帽子和手套，消毒措施必须严密。

◆隔离室内所有物品应专用，用具力求简单、耐消毒，物品一经进入隔离室即视为已污染，不可随意带出。

◆老人的分泌物、呕吐物及排泄物须严格消毒处理，污染敷料装袋标记后进行焚烧处理。

◆护理人员进入隔离室或为老人护理完毕后，双手应先在消毒液内浸泡消毒，再按六步洗手法清洗双手。

◆隔离室内空气及地面用消毒液喷洒或紫外线照射消毒，每天一次。

◆室外应挂黄色隔离标识，禁止探视者进入及老人出室。

（2）呼吸道隔离

①适用范围：用于防止通过空气-飞沫短距离传播蔓延而采取的隔离措施。

②隔离要求

◆单人房间，关门，不同病源应分别单独房间隔离。

◆进入居室应戴口罩，一般情况无需穿隔离衣及戴手套。

◆操作后的污物或具传染性的排泄物（老人的痰液、分泌物等）应装入设有标识的污物袋内，无利用价值的可行销毁，可继续使用的应经严格灭菌处置后方可再使用。

◆护理人员进入隔离室或为老人护理完毕后，双手应先在消毒液内浸泡消毒，再按六步洗手法清洗双手。

◆隔离标识为蓝色标记。

（3）结核病隔离

①适用范围：用于防止活动期结核病经空气-飞沫等途径传染蔓延而采取的隔离措施。

②隔离要求

◆单独房间，关闭门窗，不同病源应分别单独房间隔离。

◆进入隔离室应穿隔离衣，戴口罩、帽子。

◆隔离室内所有物品应专用，物品一经进入隔离室不可再随意带离隔离室。

◆操作后的污物或需带离隔离室的物品均应放入设有标识的污染袋，无利用价值的可行销毁，可继续使用的应经严格灭菌处置后方可再使用。

◆老人的痰液等分泌物应集中装入设有标识的污物袋内，焚烧处理。

◆护理人员进入隔离室或为老人护理完毕后，双手应先在消毒液内浸泡消毒，再按六步洗手法清洗双手。

◆隔离标识为灰色标记。

（4）肠道隔离

①适用范围：用于防止经粪-口途径传播蔓延而采取的隔离措施。

②隔离要求

◆可单独房间或设置床边隔离，不同病源应分别单独房间隔离。

◆进入居室按需穿隔离衣，或戴手套。

◆老人的排泄物、呕吐物或已污染的物品应装入设有标识的污染袋，无利用价值的可行销毁，可继续使用的应经严格灭菌处置后方可再使用。

◆护理人员进入隔离室或为老人护理完毕后，双手应先在消毒液内浸泡消毒，再按六步洗手法清洗双手。

◆灭苍蝇、蟑螂等昆虫。

◆隔离标识为棕色标记。

（5）接触隔离

①适用范围：用于防止因相互间的接触触摸致传染蔓延所采取的隔离措施。

②隔离要求

◆同种病源感染可同室隔离，不同病源应分别单独房间隔离。

◆进入隔离室密切接触老人时应穿隔离衣，戴口罩、帽子，接触传染性物质时应戴手套。

◆操作后的污物或老人的分泌物、脓液等应放入设有标识的污染袋，无利用价值的可行销毁，可继续使用的应经严格灭菌处置后方可再使用。

◆护理人员进入隔离室或为老人护理完毕后，双手应先在消毒液内浸泡消毒，再按六步洗手法清洗双手。

◆隔离标识为橙色标记。

（6）引流物/分泌物隔离

①适用范围：用于防止从感染部位流出、具有传染性的分泌物而致传染蔓延所采取的隔离措施。

②隔离要求

◆为老人实施操作时戴口罩，接触污染物品时戴手套。

◆操作后的污物或老人的分泌物、脓液等应放入设有标识的污染袋，行销毁处置。

◆护理人员进入隔离室或为老人护理完毕后，双手应先在消毒液内浸泡消毒，再按六步洗手法清洗双手。

◆隔离标识为绿色标记。

（7）血液/体液隔离

①适用范围：用于防止具传染性的血液或体液传染蔓延所采取的隔离措施。

②隔离要求

◆单独房间，关闭门窗，不同病源应分别单独房间隔离。

◆进入隔离室应穿隔离衣，戴口罩、帽子，接触血液或体液时戴手套。

◆操作后的污物或已（疑似）被血液、体液污染的物品，应放入设有标识的污染袋，无利用价值的可行销毁，可继续使用的应经严格灭菌处置后方可再使用。

◆护理操作过程中使用过的针头等锐利的器械，应放入特殊标记的防刺专用容器内进行消毒处理；使用的注射器等集中放置进行消毒处理。

◆一旦血液或体液污物室内家具或地面时，即用浓度为5000～10000毫克/升的含有效氯消毒液进行处理。

◆护理人员进入隔离室或为老人护理完毕后，双手应先在消毒液内浸泡消毒，再按六步洗手法清洗双手。

◆隔离标识为红色标识。

（8）保护隔离

①适用范围：用于防止体弱多病、机体抵抗力低下，抗病能力差、易受外界环境变化而致老人感染等所采取的保护性措施。

②隔离要求：

◆单独房间，关门。

◆进入隔离室应洗手，穿隔离衣，戴口罩、帽子。

◆定时通风，并随时做好室内的空气、地面及常用物品等的消毒工作。

◆护理人员护理老人完毕后按六步洗手法清洗双手。

4. 隔离区域设置要求

设置的隔离区域应远离食堂、水源和公共场所；隔离区域应有多个出入口，让工作人员与老人分道出入；隔离区域划分的清洁区、半污染区及污染区等区域应明显，按各区域要求实施不同的处置工作。

（1）区域划分的概念

①清洁区：未被病原微生物污染的区域，如医务人员的值班室、治疗室、储物间、配膳室、更衣室、食堂、药房等。

②潜在污染区：位于清洁区与污染区之间，有可能被病原微生物污染的区域，如医务人员的办公室、治疗室、护士站、走廊、化验室、消毒室的物品处置间等。

③污染区：是指被老人直接或间接接触的区域，如住养的居室、厕所、污物处理间、浴室等。

（2）隔离设备

①隔离区域门口至少应配备以下物品："隔离"标识、脚垫（应保持一定的湿度）、门外配备挂衣架（挂隔离衣）、消毒液浸泡盆、流动水（脚踏式）、洗手液、干净毛巾或避污纸等。

②隔离室应设洗手池、浴室、厕所等卫生设备。

③室内安置床、桌、椅、柜等常用物品，物品应固定使用。

④室内通风良好，或装设通风调节装置。

（3）隔离室种类

①以老人为隔离单位：每个老人应有独立的居住环境与用具，与其他老人及不同病种间进行隔离。

②以居室为隔离单位：同一种传染（疑似）病的老人安排在同一居室内。

③隔离标识：隔离室门外或老人床头应设隔离标识，隔离标识颜色按隔离种类选择。

● **操作流程**

1．戴口罩法

（1）用物：清洁口罩。

（2）清洗双手：在流动水下淋湿双手，取洗手液（或肥皂），揉搓双手，在流动水下冲洗双手，干燥双手。

（3）戴上口罩：取出清洁口罩，按长短需求系好口罩二侧系带，将口罩罩住口鼻部位（见图 2-17），进行护理操作。

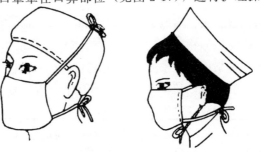

图 2-17　戴口罩法

（4）摘取口罩：护理操作完毕，先清洗双手，将手在流动水下淋湿，取洗手液揉搓双手，在流动水下冲洗干净，用干净毛巾擦干双手，双手拿取口罩两侧系带从面部取下口罩。

（5）放置口罩：将口罩的污染面折向内面，放入备用的小塑料袋内。

（6）物归原处：将用物按需进行清洗、消毒及归还原处。

（7）清洗双手：按清洗双手法再次清洁双手、擦干。

2. 戴工作帽法

（1）用物：清洁工作帽。

（2）清洗双手：按清洗双手法清洗、干燥双手。

（3）戴工作帽：将工作帽戴于头上，女性长发者先将头发束住后，再戴帽，使前额无长发。

（4）摘取帽子：先清洗双手，擦干，取下帽子。

（5）放置帽子：取下帽子，将清洁面折向内面后，放入工作衣口袋内备用的小塑料袋内。

（6）再次洗手：清洗双手，擦干。

3. 穿隔离衣法

（1）用物：清洁隔离衣、洗手液、清洁毛巾。

（2）清洗双手：按清洗双手法清洁双手、擦干双手。

（3）穿前准备：备齐操作用物，戴帽子、口罩，取下手表，卷袖过肘（冬季过前臂中部即可）。

（4）穿隔离衣

①取隔离衣：手持衣领取下隔离衣，清洁面向自己，将衣领两端向外折齐，露出肩袖内口（衣领及隔离衣内面为清洁面，外面为污染面）（见图 2-18、2-19）。

②穿衣袖法：右手持衣领，将左手伸入袖内后，右手将衣

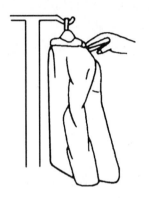

图 2-18　取下隔离衣

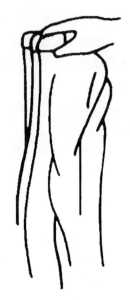

图 2-19　清洁面朝自己
露出衣袖内口

领向上拉，使左手露出，换左手持衣领后，右手伸入袖内，双手上举抖袖，勿使衣领触及面部（见图 2-20、2-21）。

③系领扣法：两手由领子中央沿着边缘至领后将领扣系好、再系好袖带（见图 2-22、2-23）。

④系腰带法：解开腰带活结，在腰下 5 厘米处将隔离衣一侧渐向前拉至见到边缘后捏住其边缘，同法将另一边捏住（见图 2-24、2-25）。

捏住边缘的双手在背面将隔离衣的后开口边对齐、折叠，并一手按住折叠处，另一手解开腰带在背后交叉后到胸前腰部系一活结（见图 2-26、2-27）。

（5）脱隔离衣

①解腰带、袖口法：解开腰带，在腰部的前方打一活结；

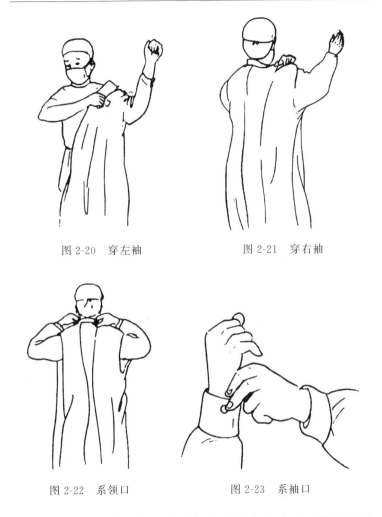

图 2-20　穿左袖　　　　　　　图 2-21　穿右袖

图 2-22　系领口　　　　　　　图 2-23　系袖口

再解袖口，将衣袖上拉，在肘部将衣袖向内塞入工作服袖内（见图 2-28）。

　　②清洁双手法：按六步洗手法清洗双手，必要时先用消毒液浸泡双手后，再次清洗双手，擦干。

　　③解领口：用洁净的双手沿衣领边逐向后，解开领扣。

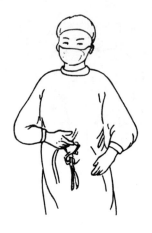

图 2-24　捏一侧衣缝

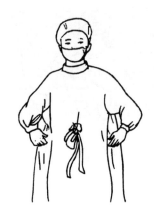

图 2-25　捏两侧衣缝

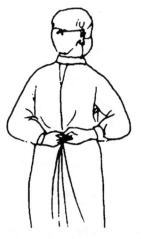

图 2-26　后衣边对齐

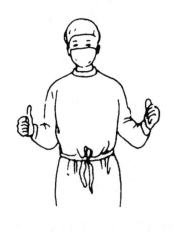

图 2-27　系腰带

④脱衣袖法：右手伸入左侧衣袖内拉下袖口过手（遮住手），再用衣袖遮住的手，握住另一衣袖的外面将袖拉下，两手转换渐从袖管中退出。再以右手握住两肩缝，撤左手，用左

手握住衣领外面，撤出右手（见图2-29）。

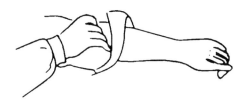

图 2-28　翻起袖口将衣袖向上拉

⑤挂衣法：两手持领将隔离衣两边对齐，挂在衣架上（污染区则污染面向外，半污染区则清洁面向外。如需送外消毒隔离衣，则清洁面向外，卷好后投入污物袋中）（见图2-30）。

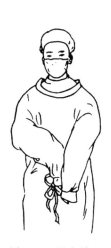

图 2-29　退衣袖

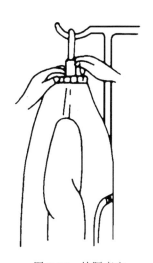

图 2-30　挂隔离衣

4. 六步洗手法（见图2-31）

（1）掌心相对，手指并拢相互搓擦。

（2）手心对手背沿指缝相互搓擦，交互进行。

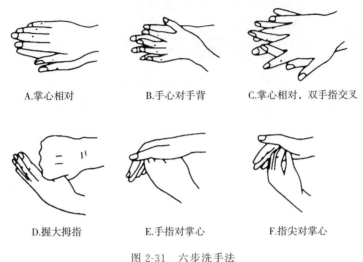

A.掌心相对　　　　B.手心对手背　　　　C.掌心相对，双手指交叉

D.握大拇指　　　　E.手指对掌心　　　　F.指尖对掌心

图 2-31　六步洗手法

（3）掌心相对，双手交叉沿指缝相互搓擦。

（4）一手握另一手大拇指旋转搓擦，交换进行。

（5）弯曲各手指关节在另一手掌心旋转搓擦，交换进行。

（6）将五个手指尖并拢在另一手掌心旋转搓擦，交换进行。

（7）用洁净流动水冲净，用烘手机或小毛巾擦干。

5. 避污纸使用法

（1）用物：避污纸、污物桶（内置塑料袋）。

（2）用清洁的手从页面抓取避污纸（见图 2-32），可作开关电源或门窗等，或作简单的包裹、拿捏物品等。

（3）操作完毕将避污纸弃在污物桶内。

（4）清洗双手，清理用物，物归原处。

●注意事项

1. 戴口罩注意事项

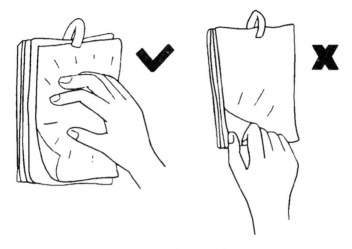

图 2-32　取避污纸法

（1）戴口罩前应仔细检查口罩，不应有破损。

（2）口罩不用时不应挂在胸前，避免污染口罩。

（3）不可用潮湿的手接触口罩，口罩一旦潮湿、受污染应立即更换。

（4）口罩要经常更换，一般一次性口罩 4 小时更换，纱布口罩每天更换。

（5）口罩两面不可混用。

（6）如用纱布制作口罩则纱布要 12～16 层为宜。

（7）一次性口罩用毕不可随手乱扔，应置于污物桶集中处理。

2. 戴帽子注意事项

（1）上班期间应戴工作帽。

（2）戴工作帽时应将长发全部遮盖，前额无长发露出。

（3）长发女性在戴工作帽前应用头饰把长发束住后再戴工作帽。

3. 穿隔离衣注意事项

（1）隔离衣有大、中、小之分，穿着时长应过膝，遮住工作服，长短合适，背部能完全重叠，遮盖住工作服。

（2）穿隔离衣前应检查隔离衣，若有破洞、潮湿则不可使用。

（3）隔离衣的领高需 3～4 厘米，质硬以便吊挂，前身正中的腰带约长 150 厘米。

（4）保持衣领清洁，系领子时污染的袖口不可触及衣领、面部和帽子。

（5）穿隔离衣前应备好一切操作用物，一旦进入隔离区域时，则不应再返回清洁区。

（6）脱隔离衣后，应按要求挂置。在污染区域挂置时，应污染面在外，在清洁区域挂置时则清洁面在外，勿使衣袖露出或衣边污染面盖过清洁面。

（7）隔离衣每天更换，如有潮湿或污染应及时更换。

（8）洗手液放置高度应适宜，洗手时身体尽量往后站且抬高手臂，使站立位置与洗手池保持相当距离，避免隔离衣污染洗手用具。

4. 洗手注意事项

（1）洗手取适量洗手液，按六步揉搓各个面约 1 分钟，再用流动水冲净、擦干。

（2）水龙头宜采用脚踏式或长臂式开关。

（3）擦手毛巾保持清洁，不使用公共毛巾或用工作衣取代。

（4）若取用 75% 乙醇或 0.5% 碘伏擦手，擦手时应均匀涂擦，特别是指尖、指关节处、指缝等处应不留死角，消毒液擦拭时应保持 1 分钟。

5. 避污纸使用注意事项

（1）避污纸一般放在病室门口，并配有污物桶。

（2）污物纸是一种隔离用物，可以用于清洁手拿污物时的避污，也可用于污染手拿取清洁物所用。

（3）应正面抓取，不可撕页。

（4）污面不可触及清洁的手部或其他清洁用物。

（5）避污纸应集中放置，统一焚烧处理。

2.3.2 传染性疾病

●**相关知识**

1. 概念：由病原微生物所引起的疾病，并能在人群中连续传播，造成流行，严重威胁与危害人类生命与健康的疾病称为传染病。

2. 病原体：是指具有致病力强、传染性大，没有获得特异性免疫力的健康人受到侵袭也会发生感染的病原体。如某些急性肠道及呼吸道传染病的病原体。

3. 流行的三个基本环节

传染源（人、动物）

↓

传播途径──→接触传播、飞沫—空气传播、经水—食物
　　　　　　　　　　　　　　　传播、虫媒传播等

↓

易感人群

（1）传染源

①感染老人：首先，已感染的老人是最重要的传染源，如感染部位的脓液、分泌物或排泄物等排出后大量的感染菌随其排出，而使他人受感染；其次，已感染的老人家属，在探望老人时将病菌传染给老人或他人；再次，已感染的工作人员，在操作时将病菌传染给老人或他人。如患流感的老人、家属或工作人员

与其他老人接触时可将病菌传染给对方。

②病原携带者：传染病的病后携带者及条件致病微生物的携带者。

③老人自身：感染菌来自老人自身或既往感染后潜藏在体内组织的某些微生物，如疱疹病毒等。

④环境贮源：在养老机构内的"湿式环境"中长久存活并能进行繁殖的病菌，如某些白色念珠菌、曲霉菌等真菌能在潮湿、污脏的环境中长久存活，人体一旦接触易受感染。

⑤受感染的动物：如鼠类、某些昆虫（蚤、螨等），一旦被叮咬，人体易受感染。

（2）传播途径

①接触传播：是养老机构最为常见的传播途径，分为直接接触传播和间接接触传播。

◆直接接触传播：是指感染菌从感染源直接传播给其接触者。如感染老人的皮肤痂屑、脓液或分泌物，一般通过手的触摸而传递给对方，或接触并经口食用了患有细菌性痢疾老人所食用的餐具等引起的传染。

◆间接接触传播：受病原微生物感染源的老人→工作人员手、医护用品、居室内物品→其他老人。在养老机构内，工作人员手及居室内物品的细菌检出率很高，在接触传播中，手及环境物品的传播作用与其污染程度、病原菌致病力等因素有关，因此"彻底洗手"被认为是切断接触传播而控制院内感染最简便、有效的措施。

②飞沫-空气传播

◆飞沫传播：飞沫是指人们在咳嗽、打喷嚏时，从口腔、鼻孔喷出的很多小液滴，在飞沫传播中，接触者受染是因其吸入而引起感染，如常见的有居室内的细菌性或病毒性的呼吸道感染。

◆空气传播：空气中的病原微生物随气流流动而吸入人体引起感染。如流感病毒、疱疹病毒、结核杆菌等。

◆经水传播：是机构供水系统受到具有传染性的粪便、污水污染所致，如菌痢及病毒性腹泻等。

◆经食物传播：是机构中的鱼肉类等菜肴，或在加工、烹饪、分发过程中被带菌者污染，或使用不洁的水或容器，或因食具污染等，如细菌性食物中毒、病毒性肝炎的暴发等。

◆医疗器械及设备传播：有些卧床老人、病重老人等常因躯体疾病需采用如导尿管、鼻饲胃管、静脉输液管等相关侵入人体内的医疗器械进行治疗护理，如操作不当或使用了已污染的导管、器械等而引起老人的感染，如插入导尿管后，因导管护理不到位极易造成泌尿系感染。

◆虫媒传播：常见的虫媒有苍蝇、蟑螂、蚊子等，在养老机构，也可因苍蝇、蟑螂等污染食品而引起肠道等传染性疾病的发生。

◆经输液传播：老人因躯体等疾病需进行输液治疗，或进行高营养液输入时，如输液制品因消毒不合格而导致老人的感染。

（3）易感人群

①老人：老人因咳嗽反应减弱、呼吸道黏液功能差、胃酸分泌减少等生理防御功能衰退，易发生感染。

②营养不良者：营养不良者，特别是老人，其防御能力低下，易发生感染。

③接受器械治疗者：当老人接受侵入性治疗，如导尿管、鼻饲胃管、静脉输液管等的治疗时，均可破坏机体的防御屏障，易给病菌直接侵入人体内提供机会。

④长期使用抗菌素者：老人因感染如长期服用抗菌素，则

可造成人体正常菌群失调，破坏正常菌群的生物防御屏障，且易使耐药菌株生长，易发生继发性感染。

4. 临床特点

（1）潜伏期：潜伏期是指从病原体侵入人体起，直至最初的症状出现为止，这一段时间称作潜伏期。不同疾病的潜伏期是不同的。它的长短随病原体的种类、数量、毒力、人体的免疫力的不同而长短不一。如细菌性食物中毒它的潜伏期在数日内，甚至几小时，病毒性肝炎的潜伏期为 2～3 周。在潜伏期期间也具有传染性。

（2）前驱期：头痛等一般性的症状为前驱期，一般情况下此期就具有传染性。

（3）症状明显期：此期的症状逐渐出现该病特有的临床症状和体征。

（4）恢复期：特有的临床症状和体征基本消失，体力、食欲逐渐恢复，至痊愈康复。但有些传染病在此期也有可能再复发，变成慢性病或留有后遗症。

5. 常见致病菌

（1）显性感染（传染病发作）致病菌：常见的致病菌有肝炎病毒（甲型、乙型、丙型）、艾滋病病毒、结核杆菌、金黄色葡萄球菌、溶血性链球菌、绿脓杆菌。

（2）条件致病菌：条件致病菌常是人体皮肤、肠道、上呼吸道、泌尿生殖道的正常菌群成员，仅对抗感染能力低下、免疫机能缺损、皮肤滤膜破损等人群，而直接进入人体组织而引起感染。常见的条件致病菌有葡萄球菌、链球菌、大肠杆菌、流感杆菌、肺炎杆菌等。

6. 常见传染病类型

（1）呼吸道传染病：流感、带状疱疹、白喉。

（2）消化道传染病：病毒性肝炎、伤寒、副伤寒、霍乱、细菌性痢疾、细菌性食物中毒、阿米巴病。

（3）血液传染病：乙肝、丙肝等。

（4）虫媒传染病：流行性乙型脑炎、斑疹伤寒。

（5）动物源性传染病：流行性出血热、狂犬病。

7. 养老机构内感染概念：是指住在养老机构内的老人获得的感染，包括在住院期间发生的感染和出院后发生的感染，但不包括入院前已开始或者入院时已处于潜伏期的感染。工作人员在养老机构内获得的感染也属于养老机构感染。一般地讲，养老机构感染的对象主要是住院老人和工作人员。

● **工作流程**

1. 传染性（疑似）物品的消毒方法（见表 2-1）

表 2-1 常见传染性（疑似）物品的消毒方法

消毒物品	消毒方法
病室房间	熏蒸、紫外线灯照射、空气消毒器消毒
病室地面、墙壁、家具	消毒液喷洒、擦拭消毒
金属、橡胶、搪瓷、玻璃类	消毒液浸泡、煮沸消毒
血压计、听诊器、手电筒	甲醛熏蒸、消毒液擦拭
餐具、茶具	消毒液浸泡、煮沸
信件、书报、票证	甲醛熏蒸、紫外线灯照射
布类、衣服	消毒液浸泡、煮沸、高压灭菌
枕芯、被服、毛纺织品	日光暴晒 6 小时以上
排泄物、分泌物等	排泄物用漂白粉、痰放在蜡纸盒内焚烧
垃圾	煮沸 30 分钟后倒掉
剩余食物	焚烧

2. 院内感染及预防措施

（1）常见院内感染及预防措施

①肺部感染及预防措施

◆入住养老机构的老人一般患有多种躯体慢性疾病，且随着年龄的增长，机体抵抗力越发低下。加之长期卧床，又因无力咳嗽将痰液有效排出，极易引发肺部感染，其危险性大，死亡率高。

◆临床表现：根据受感染的病原体不同，如细菌性、病毒性等有不同的表现，但常不典型，有的表现为咳嗽、哮喘，有的发热，有的剧烈胸痛，有的呼吸困难呈三凹症与紫绀。

◆预防措施

● 协助老人排痰：嘱多饮水、勤翻身，教会其正确的咳嗽排痰的方法，必要时实施叩背、指压气管法等帮助老人体位排痰。

● 做好相关器械的消毒工作：吸氧管、湿化瓶水须定期更换，雾化吸入后其含嘴、导管等应及时消毒、灭菌，防止细菌污染。

● 治疗用药物或液体的管理：老人使用的治疗呼吸道疾病的药物，特别是液体剂型，在开启 24 小时后未用完时不可再用，以免液体受污染。

● 一旦发现有具传染的肺部感染性疾病，应及时采取隔离措施，防止传染疾病的蔓延。

②尿路感染及预防措施

◆尿路感染是指泌尿系统受细菌的侵袭而引起的炎症，临床上仅次于肺部感染的发生，特别与导尿管的使用有密切的关系。

◆临床表现：老人排尿困难、尿急、尿频和尿痛或血尿等，出现发热、腹痛等症状。如老人保留导尿护理不到位，一般在插管后 10 天左右出现感染症状。

◆感染途径：插导尿管易造成机械的损伤，且女性老人受感染是男性老人的两倍，插导尿管后，从导尿管到集尿袋有三处易有感染菌传播的机会：

- 尿道口黏膜与导尿管周围的间隙存在的一薄层液体。
- 导尿管与尿引流管的接头处。
- 连接集尿袋的接头，还包括从袋逆行流到尿引流管的尿液，细菌至膀胱而感染。

◆预防措施

- 减少导尿：能不实施导尿的尽量不导尿，以减少尿路感染机率。
- 严格无菌操作：医护人员在导尿时，要严格执行操作流程，并注意周围环境清洁，无灰尘飞扬及大声喧哗等。
- 保持尿管通畅：观察尿液的颜色、量，经常巡视检查尿管是否堵塞，发现异常要及时报告医生。
- 尿管护理：每日2次消毒尿道口，更换集尿袋时消毒导管接口处。
- 集尿袋及导尿管放置正确：卧床老人的导尿管及集尿袋可挂在床旁，外出检查或起身时，集尿袋也不可高于老人的会阴部，防止引起逆行感染。
- 多饮水：多饮水增加肾小球的滤过，增加排泄。
- 清洗双手：会阴部导管护理前、后及更换集尿袋前后应清洗双手。

③胃肠道感染及预防措施

◆老人在养老机构期间，因直接或间接地接触了受污染的食物、餐具、排泄物、周围环境等而致出现呕吐、腹泻等胃肠道感染性疾病。

◆临床表现：主要出现呕吐、腹泻，其程度可不一，重者可出现电解质紊乱，脱水，甚至危及生命。

◆预防措施

- 加强饮食安全：生熟食物应分开放置，不食用腐败的食物，冰箱内的食物食用前须经加热处理再食用。

● 餐具消毒：老人食用的餐具应每餐消毒，消毒方式有蒸汽流通消毒、煮沸消毒、消毒液浸泡消毒、消毒碗柜消毒等，蒸汽流通消毒是较为理想的餐具消毒方式。

● 勤洗手：养老护理员在帮（协）助老人喂食、进餐前准备等应先洗手。同时告知或帮助自助进餐的老人做好餐前洗手，养成好的习惯，防止病从口入。

●注意事项

1. 加强老人生活区的管理：勤通风，勤打扫、勤消毒，保持居室清洁卫生。

2. 养老护理员每次为老人实施操作前、后都应洗手，必要时浸泡消毒双手，这是预防接触传播的关键性措施。

3. 发现传染病老人，迅速隔离，切断传染途径。

2.3.3 消毒

●相关知识

1. 清洁、消毒、灭菌概念

（1）清洁：清洁是指用洗涤剂及清水洗净物品表面上的污秽，如尘埃、油脂、血迹、分泌物等的方法。如洗洁净洗碗、洗衣液清洗衣物等。

（2）消毒：消毒是指用物理或化学方法杀灭或清除病原微生物和繁殖体。如用75％的乙醇进行消毒等。

（3）灭菌：灭菌是指用物理或化学方法彻底杀灭物品上的一切致病和非致病微生物、繁殖体、芽孢。如无菌导尿包、无菌缝合包等为经灭菌处理的无菌包。

2. 预防性消毒和疫源性消毒概念

（1）预防性消毒：预防性消毒是指在没有明确的感染源存在的情况下，对可能受到病原体污染的场所和物品所做的消毒。如在流感流行期间，为防止老人发生流感，在老人居室、活动室内用食醋熏蒸的方法，提前做好预防工作的方法。

（2）疫源性消毒：疫源性消毒是指对存在或曾经存在疾病感染源的场所进行消毒，以杀灭或清除感染源排出的病原体。

一般情况下，疫源点的消毒采取疫点的随时消毒，以阻止疫源性传染蔓延。在疫点的随时消毒中，应做到"三分开"与"六消毒"。"三分开"是指：分居室（或布帘隔开）、分生活用具（包括餐具、便器、痰杯等）、分饮食；"六消毒"是指：消毒患者居室、消毒双手、消毒生活用具、消毒衣物被褥、消毒生活污水和污物、消毒分泌物或排泄物。

3. 随时消毒与终末消毒概念

（1）随时消毒：随时消毒指在患病老人或带菌者周围定时进行消毒，如接触患病老人后用消毒液洗手，对患病老人的排泄物、污染物进行消毒处理等。如为患有脚气的老人修剪趾甲后，养老护理员对指甲钳消毒、双手消毒的方法。

（2）终末消毒：终末消毒是对老人出院（或死亡）后、或患传染性疾病的老人出院（或死亡）后或老人解除隔离时对居室、隔离病室进行消毒的方法。目的是杀灭感染源遗留下的病原微生物。如患有甲肝老人死亡后，对其居住居室内的所有物品进行消毒的方法，即空气、地面、家具、老人的遗物、医疗用品，包括老人的尸体的消毒液擦拭。

●工作程序

1. 终末消毒：终末消毒的对象是：出院（死亡）老人、转生活区老人、解除隔离老人。

终末消毒方法：

①用物：清洁衣裤、洗漱用品、浸泡桶。

②调节浴室室温，适宜时将老人推移至浴室，脱去衣裤，协助洗澡。洗漱完毕换干净衣裤。

③解除隔离老人：协助老人洗澡换干净衣裤后，按消毒规范要求配制消毒液，将老人换下衣物浸泡于消毒桶内30分钟，取出清洗、晾干、折叠、备用。

④将老人移交到家属或需转生活区。

⑤清理用物，物归原处。

⑥清洗双手。

2. 老人床单位和用物的消毒

（1）被褥、棉垫、枕芯的消毒，床单位的消毒：

①用物准备：紫外线照射灯、记录本、笔。

②着装准备：穿工作衣、戴口罩、帽子。

③将被褥从污被套内脱出，置于床尾椅上。

④将枕芯从污枕套内脱出，置于床尾椅的被褥上。

⑤撤去污床单并置于污物袋内。

⑥将被褥、枕芯、垫褥抖松置于床上。

⑦关闭门窗，将紫外线照射灯置于床旁，开启开关，照射消毒被褥、枕芯、垫褥30分钟。

⑧照射完毕关紫外线灯，开门窗，记录消毒物品及时间。

⑨或将被褥、枕芯、垫褥放在日光下照射6小时，每2小时翻动一次，达消毒目的。

（2）床栏、桌、椅等家具的消毒

①用物准备：消毒液及桶、擦布。

②着装准备：穿工作衣、戴口罩、帽子。

③按要求配制消毒液浓度，将毛巾置消毒液内。

④绞干毛巾，依次擦拭床栏四周、床旁桌、椅、家具、门把手等。

⑤金属或不锈钢等材质的门把手应在消毒液擦拭30分钟后再用干净湿布擦拭，防腐蚀变锈。

⑥倾倒消毒液，清洗桶及毛巾，晾干毛巾，放置于原处。

⑦清洗双手。

（3）老人用物的消毒

①用物准备：消毒液及浸泡桶等。

②着装准备：穿工作衣、戴口罩、帽子。

③将老人用物按类别分类放置，如衣物类、餐具类、尿布类、排泄物及存具类、护理用品类（体温计等）。

④按各分类物品的消毒方法配制消毒液进行消毒。

（4）老人衣物类消毒法

①消毒液消毒法：将衣物用洗涤剂清洗干净，按深浅颜色分类，分别浸泡于消毒液内 30 分钟，取出清洗干净，晾干、折叠、备用。

②日光照射消毒法：将衣物用洗涤剂清洗干净，曝晒于日光下 6 小时，每 2 小时翻动一次。

③疑似传染性的衣物消毒法：配制消毒液浓度（含有效氯消毒液浓度为 500～1000 毫克/升），按深浅颜色分类，分别浸泡于消毒液内 30～60 分钟，取出清洗干净，再浸泡于消毒液内 30 分钟，在流动水下清洗干净后晾干、折叠、备用。

（5）餐具类消毒法

①消毒液消毒法：先将餐具用洗涤剂清洗干净，再置于消毒液内浸泡 3 分钟，取出在流动水下清洗干净，置于干净的容器内备用。

②流动蒸汽消毒法：先将餐具用洗涤剂清洗干净，置于布袋内扎紧，再置于流动蒸汽箱内进行蒸汽消毒，100℃保持 20 分钟，取出置于干净的容器内备用。

③疑似传染性的餐具，应取专用消毒浸泡桶，配制消毒液浓度（含有效氯消毒液浓度为 500～1000 毫克/升），将餐具浸泡于消毒液内 30～60 分钟，取出餐具，用洗涤剂清洗干净后，再浸泡于消毒液内 30 分钟，取出用流动水清洗干净，置于干

净的容器内备用。

（6）布巾类消毒

①消毒液消毒法：先将布巾用洗涤剂清洗干净，配制消毒液浓度（含有效氯消毒液浓度为 250～500 毫克/升），浸泡 30 分钟，取出在流动水下清洗、再晾干、折叠、备用。

②日光照射消毒法：将布巾用洗涤剂清洗干净，曝晒于日光下 6 小时，每 2 小时翻动一次。

③高压蒸汽消毒法：将布巾用洗涤剂清洗干净，放置高压蒸汽锅内 121℃，15 磅，维持 15～20 分钟，取出晾干、折叠、备用。

④疑似传染性的布巾消毒法：应取专用消毒桶，配制消毒液浓度（含有效氯消毒液浓度为 500～1000 毫克/升），将布巾浸泡于消毒液内 30～60 分钟，取出布巾，用洗涤剂清洗干净后，再浸泡于消毒液内 30 分钟，取出用流动水清洗干净，晾干、折叠、备用。

（7）疑似传染的排泄物及存具类消毒法

①粪便消毒：将粪便与漂白粉按 1∶5 的比例，充分搅拌后放置 2 小时，再弃入粪池内，清洁便器，消毒浸泡后再清洗、备用。

②尿液消毒：将尿液与漂白粉按 1000 毫升尿液加入 5 克漂白粉的比例，充分搅拌后放置 10 分钟，再弃入粪池内，清洁便器，消毒浸泡后再清洗、备用。

③痰液消毒：配制消毒液浓度（含有效氯消毒液浓度为 500～1000 毫克/升），将痰杯和痰液同置于消毒桶内浸泡 30～60 分钟，取出痰杯，用洗涤剂清洗干净备用，并倾倒消毒桶内痰液于粪池内，清洗消毒桶，备用。

（8）体温计消毒法：按三步消毒法消毒，即用含有效氯 2000 毫克/升消毒液浸泡消毒。

①第一步：浸泡消毒 5 分钟取出清洗、将体温表读数甩至 35℃以下。

②第二步：再放置浸泡消毒 30 分钟。

③第三步：冷开水冲洗揩干备用或 75％乙醇浸泡备用。

●终末消毒注意事项

1. 转生活区、解除隔离的老人应沐浴更衣后方可离开隔离区。

2. 老人使用过的物品应消毒处置后方可携带出隔离区。

3. 隔离区域内的地面、空气应按消毒规范要求进行消毒处理。

4. 隔离区域内的所有物品应进行消毒处置后再分类放置，以备再用。

5. 所有的污物、敷料等应集中放置，无利用价值的可销毁处理，可再重复使用的器械等按消毒规范要求进行消毒。

6. 若老人死亡后,应先用消毒液擦拭后,再进行尸体料理。

2.3.4 无菌技术

●相关知识

1. 概念

（1）无菌技术概念：无菌技术是指在医疗、护理操作中，防止一切微生物侵入人体和防止无菌物品、无菌区域被污染的操作技术。

（2）无菌物品概念：无菌物品是指经过灭菌处理后未被污染的物品。如导尿包经高压蒸汽灭菌消毒后在消毒有效期且未被污染的无菌包。

（3）无菌区域概念：无菌区域是指经过灭菌处理后未被污染的区域。如用无菌治疗盘和无菌治疗巾铺设的无菌盘，在有效期内且未被污染的无菌区域也称为无菌区域。

2. 无菌技术要求

（1）环境要求：无菌操作前 30 分钟通风并停止清扫地面，减少走动，以降低室内空气的尘埃。

（2）工作人员的要求：无菌操作前工作人员着装整齐，戴帽子、口罩。清洗双手，无长指甲、无首饰，按需戴手套。

（3）使用要求：一份无菌物品只能供一人一次使用。无菌物品一经取出，即使未用也不可放回无菌容器中去。

（4）保管要求：无菌包外要注明物品名称，灭菌日期、物品有效期，无菌物品与有菌物品要分开放置。未使用过的无菌包有效期为 7 天，过期包与包布受潮等都不能使用。

●操作流程

1. 无菌持物钳（镊）的使用

（1）用物准备：无菌持物钳（镊）、无菌容器、无菌物品。

（2）养老护理员穿工作衣、戴口罩、帽子，用洗手液洗净双手，用清洁毛巾擦干。

（3）取无菌持物钳：将无菌持物钳（镊）浸泡缸放置于离身体稍近处，便于操作。

（4）一手置于无菌持物钳（镊）缸盖子的边缘将其盖翻开，手持无菌持物钳的上端（三叉钳固定在两个圆环内、镊子固定在上三分之一处）（见图 2-33）。

（5）将无菌持物钳（镊）的头端呈闭合状态，从浸泡缸内垂直向上取出无菌持物钳（镊），在容器上方滴尽消毒液后使用（见图 2-34）。

（6）头端向下移至无菌容器旁，另一手打开无菌容器盖，用无菌钳（镊）夹住所需无菌物，放于无菌盘内。

（7）夹取完毕，无菌持物钳（镊）的头端垂直向下呈闭合状态，将其放回无菌持物钳（镊）浸泡缸内，打开无菌持物钳关节，使其充分浸泡于消毒液中。

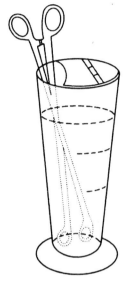 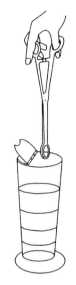

图 2-33　无菌持物钳浸泡保存法　　图 2-34　取放无菌持物钳法

（8）盖好无菌持物钳（镊）缸盖子，并放回原处。

（9）清洁双手。

2. 无菌容器的使用

（1）用物：无菌持物钳（镊）、无菌容器、无菌物品。

（2）养老护理员穿工作衣、戴口罩、帽子，用洗手液洗净双手，用清洁毛巾擦干。

（3）打开无菌容器盖，拿在手中，手不可触及盖的内面及边缘。

（4）用无菌持物钳（镊）从无菌容器中夹取无菌物品，放于无菌盘内。

（5）放回无菌持物钳（镊），盖好无菌容器盖和无菌持物钳（镊）缸盖子，并放回原处。

（6）清洗双手。

3. 取用无菌溶液法

（1）用物：无菌溶液、无菌容器（内置无菌治疗碗、持物钳〈镊〉等）、笔、手表。

（2）养老护理员穿工作衣、戴口罩、帽子，用洗手液洗净双手，用清洁毛巾擦干。

（3）打开无菌容器，用无菌持物钳夹取无菌治疗碗，并盖上无菌容器盖。

（4）将无菌治疗碗置于清洁桌上，放回无菌持物钳。

（5）手持无菌溶液瓶，查对名称、有效期，查看瓶身有无破损、松动，液体有无浑浊、沉淀或变色等。

（6）打开瓶塞，用拇指、食指或用双手拇指与标签侧翻起瓶塞，一手食指和中指夹住并拉出瓶塞，手握标签处，倒出少许溶液旋转冲洗瓶口，再由原处倒出适量溶液置无菌弯盘内（见图 2-35）。

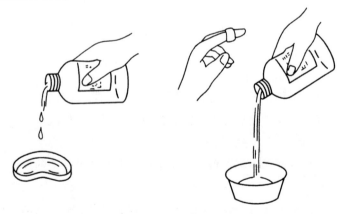

图 2-35　取用无菌溶液

（7）盖上无菌液瓶塞。

（8）注明开瓶日期和时间。

（9）清理用物，物归原处，洗手。

4. 无菌包使用法

（1）用物：无菌包、笔。

（2）养老护理员穿工作衣、戴口罩、帽子，用洗手液洗净双手，用清洁毛巾擦干。

（3）取出无菌包，核对无菌包名称、三 M 指示带有效显色、消毒有效期、无菌包有无潮湿、破损。

（4）将无菌包平搁在清洁、干燥、平坦的操作台面上。

（5）解开系带，再用手指捏住包布角外面，依次揭开包布外角、左右两角和内角（见图 2-36）。

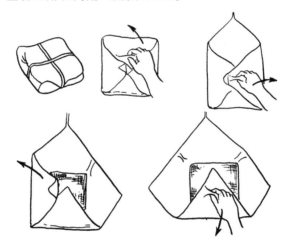

图 2-36　打开无菌包法

若是双层包裹的无菌包，则内层无菌巾需用无菌持物钳打开。

（6）用无菌持物钳（镊）夹取所需无菌物品。

（7）包内无菌物品未一次用完的，按原折痕迹依次将包盖好，包带横向绕捆，注明开包日期及时间，有效期为 24 小时。

（8）如欲一次将包内物品全部拿出，可将包托在手上，另一手将包布四角抓住，稳妥地将包内物品放在无菌区（见图2-37）。

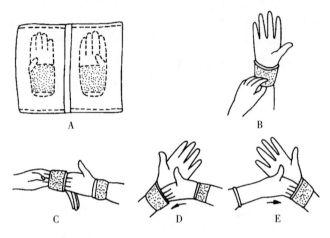

图 2-37　一次性取出无菌包物品

（9）操作完毕，清理用物，物归原处。

（10）洗手。

5. 铺无菌治疗盘

（1）用物:无菌治疗巾包、清洁治疗盘、无菌持物钳(镊)。

（2）养老护理员穿工作衣、戴口罩、帽子，用洗手液洗净双手，用清洁毛巾擦干。

（3）核对无菌包名称、灭菌有效日期，查看三 M 消毒指示带有效显色。

（4）将无菌包平搁在清洁、干燥、平坦的操作台面上。

（5）解开系带，再用手指捏住包布角外面，依次揭开包布外角、左右两角和内角，若是双层包裹的无菌包，则内层无菌巾需用无菌持物钳打开。

（6）用无菌持物钳从无菌包中夹取一块无菌治疗巾放于治

疗盘中。

（7）将无菌包包好，注明开包日期和时间。

（8）铺治疗巾。

①单层底铺法：双手捏住上层外面两角，将其双折平铺于治疗盘上，将上层扇形折叠，至对侧，开口向外（见图2-38）。

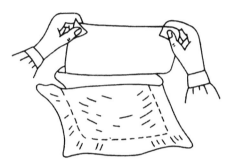

图 2-38 单层底铺法

②双层底铺法：双手捏住治疗巾一边外面两角，轻轻抖开，从远到近三折或双层底，上层呈扇形折叠，开口向外（见图2-39）。

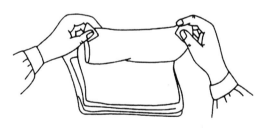

图 2-39 双层底铺法

③放入无菌物品后，将上层盖上，上下层边缘对齐。将开口处向上折两次，两侧边缘分别向下折一次，露出治疗盘边缘。

④备好的无菌盘在 4 小时之内有效，超时不能使用。如不即时使用，则应注明铺盘时间。

⑤清理用物，物归原处。

⑥洗手。

7. 戴无菌手套法

（1）用物：尺码合适的无菌手套。

（2）养老护理员穿工作衣、戴口罩、帽子，取下手表和首饰，用洗手液洗净双手，用清洁毛巾擦干。

（3）核对无菌手套袋面上所注明的手套号码和灭菌日期、查看三 M 消毒指示带有效显色。

（4）检查手套包布有无潮湿、破损。

（5）将手套袋摊开，取出滑石粉包，并将粉擦于手掌、手背和指间。

（6）戴手套：有两种方法。

①分次提取法：一手掀起手套内袋开口处，另一手捏住手套翻折部分（手套内面）取出手套，对准五指戴上；未戴手套的手掀起另一只袋口，再以戴好手套的手指插入另一只手套的反折内面（手套外面），取出手套同法戴好（见图 2-40）。

②一次性提取法：双手同时掀开手套袋开口处，分别捏住两只手套的反折部分。取出手套；将两手套五指对准，先戴一只手，再以戴好手套的五指插入另一只手套的反折内面，同法戴好。双手推擦手指与手套贴合（见图 2-41）。

（7）将反折部分翻转套在工作衣袖外面。

（8）脱手套：护理操作完毕，一手捏住另一手套外口翻转脱下，将手套的内面翻在外面，脱下手套的手伸入另一手套内口反转将其脱下。

（9）将用过的手套放于污治疗盘内统一消毒。

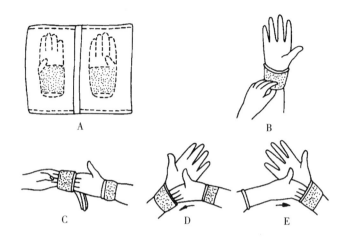

图 2-40　分次提取手套法

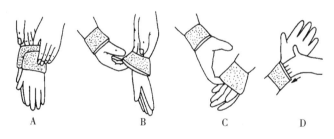

图 2-41　一次性提取手套法

（10）清理用物，物归原处。

（11）洗手。

●注意事项

1. 无菌持物钳使用注意事项

（1）无菌持物钳应浸泡在盛有消毒液的大口有盖容器内。

（2）容器深度与钳子长度的比例要合适，液面以浸没钳轴关节以上 2～3 厘米或镊子的二分之一长为宜。

（3）一个无菌容器中只能放置一把持物钳（镊）。

（4）提取、放回无菌持物钳（镊）时，取出时头端呈闭合状态，且头端始终向下，以免消毒液倒流直钳（镊）柄后再流入污染无菌区域。

（5）操作时无菌持物钳（镊）始终在胸前水平操作，不可甩动。

（6）无菌持物钳（镊）只取无菌物品，不可触碰未经消毒的物品，不可用于换药或消毒皮肤用，不可夹取油纱布。

（7）放回无菌持物钳（镊）时，手指部任何部位不可触及无菌溶液，如有被污染或疑被污染时，应重新消毒。

（8）如需到较远的地方取物，应将持物钳（镊）和容器一起移至操作处，就地操作。

（9）使用后应尽快放回无菌持物钳（镊）浸泡缸内，无菌持物钳放回浸泡缸后应及时将持物钳关节（轴节）打开，以便充分接触消毒液。

（10）无菌持物钳（镊）及其浸泡溶器每周清洁、灭菌一次，同时更换消毒液。

2. 无菌容器使用的注意事项

（1）应先检查无菌容器的名称、消毒有效期等。

（2）打开无菌容器时，盖的内面向上，平放于桌上，用后及时盖严容器盖。

（3）手持无菌容器时，应托住底部，不可触及容器的边缘或内面。

（4）从容器内取无菌物品时，应用无菌持物钳（镊），物品取出后立即盖好盖子。

（5）关闭时盖子应由后向前覆盖整个容器口。

3. 取用无菌溶液注意事项

（1）核对无菌溶液瓶子上的标签、药名、剂量、浓度、有效期，检查瓶子有无裂缝，瓶盖有无松动等。

（2）检查无菌溶液有无变色、混浊、沉淀以及溶液的澄清度，检查澄清度时应将溶液面对光亮处，摇动溶液。

（3）倒取无菌溶液时标签向上，先倒出少许溶液冲洗瓶口，再于原处倒出所需溶液。

（4）使用后应在瓶上注明开瓶日期、时间，在未污染的情况下无菌溶液可保存 24 小时。

（5）使用无菌溶液时，不可用无菌棉球或纱布直接在无菌溶液瓶内蘸取，以免污染无菌瓶内无菌液。

4. 无菌包使用注意事项

（1）取出无菌包时，先核对无菌包名称、灭菌日期、查看三 M 消毒指示带有效显色，有无潮湿，包布有无破损等。

（2）无菌包应放在清洁、干燥、平坦的台面上。

（3）无菌包内无菌物品应用无菌持物钳（镊）夹取，并放置于无菌区域内。

（4）无菌包打开后在无污染的情况下 24 小时内可用，24 小时以后则不能再视为无菌物品，应重新灭菌。如 24 小时内发生污染则应重新消毒后再使用。

5. 铺无菌盘的注意事项

（1）铺无菌盘的区域必须清洁干燥。

（2）核对无菌治疗包名称、灭菌日期，有无潮湿，包布有无破损等。

（3）无菌区域内不可触及衣袖和其他有菌物品，以免污染无菌区。

（4）铺设无菌盘四周应边缘对齐，无菌区域不外露，无菌盘有效时间为 4 小时，一份无菌物品只使用于一位老人。

（5）操作时不要对着无菌区域说话、咳嗽，更不能打喷嚏。

（6）若无菌物品的有效期模糊不清或无菌物品疑被污染时不应使用。

6.戴无菌手套注意事项

（1）戴前清洗双手，擦干，核对无菌手套的灭菌日期、手套号码、查看三 M 消毒指示带有效显色等。

（2）戴手套时不可触及手套外面。

（3）手套大小应适合，手套不可过大或过紧，一旦发现手套有破损或疑似污染应即更换。

（4）戴手套前应将操作用物准备齐全，避免在中途脱下手套再取物品。

（5）脱手套时应轻轻脱下，不可触及周围清洁物品，脱下后放于污物袋送消毒。

2.4 冷热应用

2.4.1 热的应用

●相关知识

1.湿热敷

（1）目的

①促进血液循环，解除局部肿胀，促进伤口愈合。热敷可使局部血管扩张、充血，血液循环加快，新陈代谢加速，代谢产物排除加快，促使白细胞释放蛋白溶解酶，有利于坏死组织清除和组织修复。临床上常用于会阴部炎症、伤口的愈合等。

②解除肌肉痉挛，加速炎症反应，促进化脓。热敷可使肌肉、肌腱、韧带等组织松弛，解除肌肉痉挛等引起的疼痛。临床上常用于消炎镇痛，如眼睑麦粒肿早期及扭伤后期、腰肌劳损、肌肉注射后局部硬结等。

（2）湿热敷止痛原理：湿热的刺激能降低痛觉神经的兴奋

性，改善血液循环，减轻炎性水肿及组织缺氧，加速致痛物质的运出。又由于渗出物被逐渐吸收，解除了对局部神经末梢的压力，从而达到止痛的目的。

（3）影响湿热敷的因素

①老人的个体差异：老人对热较不敏感，且对耐热能力不一，耐热能力强的老人易发生烫伤等意外。女性老人比男性老人对热的反应敏感；肢体瘫痪、昏迷、意识不清、感觉迟钝、血液循环障碍等老人对热的敏感性下降明显，极易造成烫伤。

②湿热敷的面积：湿热敷面积越大，效果就越显著，但造成的不良影响也就会越高。

③湿热敷的持续时间：湿热敷的持续时间与其效果成反比，即湿热敷持续时间越长，超过了适当用热的时间，则不仅不能达到治疗效果，甚至会出现不同程度的不良反应。一般情况下，湿热敷的时间以 15～20 分钟为宜。

④湿热敷的温度高低：湿热敷的温度过高则会造成烫伤等意外，过低则造成老人不舒适感。

⑤湿热敷的应用部位：皮肤较厚的部位对热的效果稍差些，如足底等，而较薄的部位或血液循环较好的部位对热的效果较好些。

⑥敷布厚度：敷布厚则散热慢，效果好，但也易发生烫伤等意外，反之，敷布薄，散热快，反应小。

（4）老人皮肤变化

①皮肤耐受力下降：随着年龄增长，老人表皮轻度变薄（手足受刺激部位反增厚），皮下脂肪减少，皮肤松弛，失去光泽，皱纹增加，皮肤弹性降低，对外界各种刺激耐受力降低，一旦遇到较轻程度的刺激，也会引起不同变化。

②皮肤感觉变化：由于老人随着年龄的增长神经末梢密度减少，皮肤感觉迟钝，主要表现在对触觉、痛觉、温觉的刺激

敏感性减弱。因此在使用热过程中，要多巡视、多观察，掌握好用热温度的变化及老人的全身情况，一旦发现老人局部皮肤及全身情况异样，马上进行相应处理，以确保老人的安全。

2. 热水坐浴

（1）目的

①减轻会阴部痉挛及疼痛（如痔疮痛等）、清洁肛门及会阴区，预防伤口感染。

②加速肛门及会阴区血液循环，促进伤口愈合增加舒适度。

③松弛膀胱括约肌，对尿潴留老人刺激其排尿。

（2）影响老人热水坐浴因素

①老人的个体差异：不同老人对热的敏感性不同，耐热能力不一。

②坐浴持续的时间：坐浴时间与效果成反比，即坐浴时间越长，老人越会出现不同程度的不良反应。

③坐浴的温度高低：老人在能耐受相对较高温度的情况下，坐浴温度越高，造成烫伤的概率就越大，因此，坐浴温度不可随老人的"耐热"嗜好而随之增加坐浴温度。

④坐浴的水量：坐浴水量多，则效果相对好，水温下降慢；反之，水量少，则效果差，水温下降快，极易造成因坐浴时间不到而影响疗效。

⑤坐浴用药的量：药物剂量的配制直接影响坐浴的效果。剂量过大则造成老人伤害及浪费，剂量过小则达不到效果，因此应遵医嘱给药。

●**操作流程**

1. 湿热敷

（1）备齐用物:治疗盘、敷布2块(大小以热敷面积为准)、镊子(或止血钳)2把、橡皮单、小毛巾、大毛巾、棉垫(棉垫大小应大于热敷面积)、棉签、凡士林纱布、水盆、热水(适度)。

（2）备齐用物，携至老人床前。

（3）核对老人姓名、床号，向老人作好解释工作，以取得老人合作。

（4）关门窗，调节室温，屏风遮挡。

（5）热敷部位垫橡皮单、毛巾，暴露热敷部位，并在热敷部位涂上凡士林，盖上纱布（涂凡士林面积及纱布面积应大于热敷面积）。

（6）脸盆放热水（温水适度），将敷布放入脸盆。用镊子拧干敷布以不滴水、不烫手为宜（见图 2-42）。

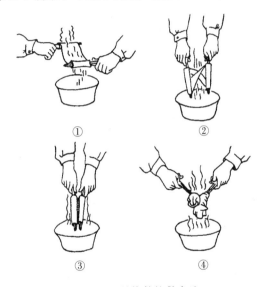

① ②

③ ④

图 2-42 湿热敷拧敷布法

（7）折叠后放于热敷部位，上盖棉垫，以保持温度，随时可掀开敷布一角，帮助散热，或老人诉说感觉烫时，应即立移去敷布，观察处理。

（8）两块敷布轮流进行，热敷时间一般为 15～20 分钟；

（9）热敷完毕，揭去纱布，擦去凡士林，遮盖热敷部位，穿衣保暖防受凉。

（10）开窗通风，清理用物，归还原处。

（11）洗手、记录。

2. 热水坐浴

（1）备齐用物：护理车、消毒浴盆、温水（38℃～40℃）、水温计、无菌纱布、大毛巾、坐浴椅、备用换药用物（见图2-43）。

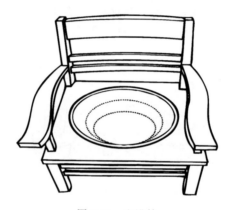

图 2-43　坐浴椅

（2）备齐用物，携至老人床前。

（3）核对老人姓名、床号，向老人解释，以取得老人合作。

（4）关门窗，调节室温，屏风遮挡。

（5）协助老人排空大小便，洗净双手。

（6）协助老人脱下裤子至膝部，露出臀部，采取舒适坐姿，坐于盆中10～20分钟，大毛巾覆盖于老人腿部保暖，为保持水温，必要时添加热水。

（7）坐浴完毕，用清洁毛巾擦干臀部，更换内裤，协助老人返回床上，取舒适卧位。

（8）开窗通风，清理用物，归还原处。

（9）记录内容，包括坐浴时间、老人反应、有无眩晕、会阴周围有无异常等。

●**注意事项**

1. 湿热敷注意事项

（1）热敷时热水温度不宜过高，防止烫伤。

（2）在热敷过程中，应随时观察老人的皮肤颜色及全身感觉，发现异常立即停止热敷，必要时与医生取得联系。

（3）在伤口部位作热敷时，应按无菌操作规程进行，敷毕按无菌换药法处理伤口。

（4）面部作热敷时，敷后半小时方可外出，以防感冒。

2. 热水坐浴注意事项

（1）老人坐浴时，应随时观察老人的全身及局部情况，如有异常，立即停止坐浴并进行处理。

（2）添加热水时，应让老人身体离开坐浴盆，温度适宜后再让老人坐入，以免烫伤。

（3）冬天坐浴时应注意居室温度，做好老人保暖工作。

（4）老人坐浴期间，不可让老人自行调整坐浴的温度，以免烫伤。

（5）记录内容，包括坐浴时间、老人反应等。

（6）如有伤口，浴盆及溶液均需无菌，有急性盆腔炎的老人也不宜坐浴。

2.4.2 冷的应用

●**相关知识**

1. 目的

（1）可收缩局部血管，减轻出血和水肿。

（2）可减慢神经传导，降低局部组织的神经末梢敏感性，减轻疼痛。

（3）降低体温，一般用于高热的物理降温。

（4）减轻因烧伤造成的伤害程度。

2. 影响散热因素

（1）与机体的有效辐射面积有关：机体辐射面积小，则散热慢；反之，辐射面积大，则散热快。

（2）与人体所接触物体间的面积有关：机体接触物体面积大，则散热快，反之则散热慢。

（3）与环境的温度差有关：环境温度高，则散热慢，反之则散热快。

（4）与环境湿度有关：环境湿度高，则散热慢，反之则散热快。

3. 用冷解除疼痛原理

冷的刺激可抑制细胞的活动，使神经末梢的敏感性降低，从而减轻疼痛。又因为冷使血管收缩，可解除因充血而压迫神经末梢所致的疼痛，以达到止痛目的。

4. 机体产、散热的过程

（1）产热过程

机体的总产热量主要包括基础代谢、食物特殊动力作用和肌肉活动所产生的热量。体内的组织器官在进行新陈代谢时都可以产热。但不同器官的代谢水平不同，故产热量也不同。在安静状态下，内脏器官产热较大，约占机体总产热量的56%；在劳动或运动时，骨骼肌产热量较大，约占机体总产热量的90%。

（2）机体散热过程

在环境温度低于体表温度时，机体的散热大部分通过皮肤散出体外，还有一小部分通过肺、肾、消化道等途径散发。人体散热的方式有辐射、传导、对流、蒸发四种方式，其中皮肤散热的方式有辐射、传导、对流。当外界环境温度高于体表温度时，上述三种散热方式都不能有效进行，此时蒸发散热是机体散热的唯一方式。温水擦浴属于蒸发散热方式。

①辐射散热是指机体以热射线形式将热量传给外界较冷物体的方式。

②传导散热是指机体以直接接触的形式将热量传给外界较冷物体的方式。

③对流是指机体的热量通过空气流动向体外放散的方式。

④蒸发散热是指机体的热量通过体表水分蒸发向体外放散的方式。

其中不感蒸发和发汗是蒸发散热中的两种不同的蒸发方式。不感蒸发是指机体不论环境温度的高低，体内水分均可透过皮肤和粘膜表面，在未形成明显水滴前就蒸发掉的一种散热方式。它是持续不断地进行的，与汗腺活动无关。发汗是指通过汗腺活动向体表分泌汗液的生理过程。正常情况下，汗液中水分占 99％，固体成分不到 1％，大部分为氯化钠。因此，对大量出汗的人，除及时补充水分外，还要补充氯化钠，以维持体内水和电解质的平衡。

●温水擦浴操作流程

1. 备物：护理车、大浴巾、小毛巾 2 条、脸盆 2 个、水壶、温水（32℃～34℃）、水桶、体温表、清洁衣裤、便器（盖布）、冰袋及套、热水袋及套、屏风、温度计、笔、记录本。

2. 将用物放置护理车上推至老人床旁。

3. 核对老人姓名、床号，并向老人作好解释工作，了解老人情况，以取得老人合作，按需帮助老人排便。

4. 环境准备：关门窗，调节室温（21℃～24℃），用屏风或幔帘遮挡，移床、桌、椅。

5. 在头部放置冰袋，足部放置热水袋。

6. 协助老人脱去上衣，解松裤带，在上肢下垫大浴巾。

7. 将浸有 32℃～34℃ 的热毛巾拧干，边擦边轻轻拍打，在浅表大血管处（腋下、肘窝处）停留、稍用力擦拭，每侧肢体擦 3 分钟，擦拭完毕再用大毛巾擦干后穿衣。

8. 上肢顺序：从手腕开始由下向上拍拭，拍拭完毕后再拍拭对侧。

9. 协助老人脱去裤子，下肢下面铺大浴巾，用擦拭上肢的方法进行，边擦边拍打浅表大血管处（腹股沟处、腘窝处），稍停留片刻、稍用力擦拭，每侧肢体擦 3 分钟，擦拭完毕再用大毛巾擦干后穿裤。

10. 下肢顺序：由踝关节向上拍拭，拍拭完毕后再拍拭对侧。

11. 擦拭完毕，移去热水袋，助老人躺卧舒适，清理用物，归还原处。

12. 擦拭后半小时测体温，做记录。如体温降至 39℃ 以下，撤下头部放置的冰袋。

13. 洗手、记录。

2.5 护理记录

2.5.1 护理记录的阅读

●相关知识

1. 护理文件的种类

护理文件是养老机构文件中的一个重要组成部分，记录着有关居住在养老机构的老人的动态变化及生活护理措施。具有法律证明效果，也体现了养老机构的管理水平和护理质量。

（1）护理交班记录：是养老护理员将值班时间内所管辖区域的老人发生的具体情况，危重老人、重点照料老人病情动态及心理、情绪等方面的情况进行书面交班。

（2）日常生活护理记录：适用于身体平稳、无需治疗，只需提供日常生活护理服务内容的老人。

（3）特殊老人护理记录：适用于病情危重、特殊治疗，须严密观察病情，全面掌握老人情况及需要记录出入量者。

2.护理记录阅读的基本要求

（1）必须按格式顺序阅读护理交班记录；

（2）必须认真、及时、全面阅读护理交班记录内容。

（3）不得随意更改护理交班内容。

●操作流程

护理交班记录阅读的顺序

（1）按照护书写的顺序进行阅读：某某日期，某班交班，再按楣栏上各项目内容依次阅读。

（2）新入院、转入老人重点阅读：床号、姓名、诊断、入院时间及行动状况、体征、护理等级、饮食、睡眠、心理及情绪情况、护理重点及注意事项。

（3）危重老人重点阅读：生命体征、病情动态、饮食、睡眠、治疗、皮肤情况、出入量记录、护理重点及注意事项。

（4）重点交班老人重点阅读：主要思想情绪变化，睡眠、饮食情况，护理重点及注意事项。

●注意事项

1.阅读护理交班记录时应避免漏读、不读。

2.危重老人、重点交班，交班时要口述清楚，必要时床边交班。

2.5.2 护理记录的书写

●相关知识

1. 护理交班记录书写基本知识

（1）对新入院老人书写床号、姓名、诊断后用红笔在诊断的下一行居中部位标注"新"。

（2）对病情危重老人书写床号、姓名、诊断后用红笔在诊断的下一行居中部位注"※"。

（3）当一名老人的交班内容未写完需要翻页写时，应在第二页姓名栏内注明"接前页"，接着将交班内容写完。如白班交班内容报告留空格少、不够用，中夜班填写时须翻页，并在报告内容的最后写上"见后页"，再在报告最后页姓名栏内重新写床号、姓名、诊断，报告内容分别在中夜班栏内书写。

● 操作流程

1. 护理交班记录

（1）书写顺序

①填写日期及眉栏各项内容

②按照老人出院、转出、死亡、新入、转入、危重、有特殊病情变化及治疗的交班顺序，书写护理交班记录。

（2）内容要求

①出院、转出、死亡老人：注明离开的时间和心跳，呼吸停止的时间及原因。

②新入院或转入的老人：写明入院或转入的时间及行动状况（步行、轮椅、推车），精神状况，体征（肢体功能、皮肤情况），护理等级、家属告知的特殊情况、饮食习惯、睡眠状态以及护理重点。

③危重老人：写明体温、脉搏、呼吸、血压、已给予的主要治疗特殊状况、皮肤、出入量记录、饮食、睡眠状况以及护理重点。

④重点护理老人：写明重点护理老人的心理状态、情

绪变化、饮食睡眠状况、特殊情况以及观察重点、注意事项。

2. 一般护理记录的书写

根据老人入院时评定的护理等级，记录按要求提供相关服务。

（1）日常生活护理记录：由养老护理员依据护理服务项目的落实情况如实填写，是考核护理质量的依据。

（2）卧床老人翻身卡：为老人做好翻身护理和记录，也是考量质量的依据。

按翻身护理服务的落实情况，由养老护理员认真如实填写。

3. 特殊老人护理记录的书写

特殊老人护理记录的书写包括危重护理记录和个案护记录两种。这两种护理记录既能为医生诊断，记录病情变化提供依据又能使养老护理员根据老人的个体情况，采取对应的护理措施，及时解决老人的护理问题。

（1）危重护理记录的书写内容

①时间：每记录一项内容，应先注明准确时间×年×月×日×时×分

②生命体征：体温、脉搏、呼吸、血压。

③入量：进水、进食、喂药、输液量等。

④出量：尿量、粪便类、呕吐物量、引流液量、渗出液量等。

⑤病情变化：记录老人的意识情况及老人病情变化，采取的护理措施及效果。

⑥记录格式

● 眉栏：包括姓名、护理区、房号床号、入院诊断、护理等级，用蓝笔填写。

● 记录：时间由早班上午 8 时至下午 3 时，中班由下午 3 时至晚 10 时，用蓝笔填写，夜班由晚 10 时至次日 8 时用红笔填写（或根据各院情况，班次时间自行决定）。

（2）个案护理记录的书写内容。

①入院初步评估：收集老人基本信息，了解老人基本生活能力和需提供的特殊服务的内容、时间和次数，确定是否符合入院条件和老人院是否能提供相关特殊服务。

②制定个案护理方案：根据体检情况及入院初评表，有针对性地制定个案护理方案及采取的护理措施。

（附表：护理交班记录、日常生活护理记录、卧床老人翻身卡、危重症老人护理记录、入院评估表、个案护理方案，见表 2-2，表 2-3，表 2-4，表 2-5，表 2-6）

●**注意事项**

1. 眉栏内容填写完整，没有的数字或填写项目无变化的须填"0"，不可空项，时间格式为"某年某月某日"。

2. 页面字迹清楚，语言精练、连贯、不得涂改、剪贴；不写错别字；不滥用简化字；用钢笔书写，签全名。

3. 记录及时准确，内容具体、真实、客观，叙述简明扼要，重点突出。

4. 白班用蓝水笔、夜班用红水笔书写。

5. 新入院老人，交班记录连续记录 3 天，第一天须用红笔标明"新"的标识。

6. 凡白班交班的内容，中、夜班要有呼应，交班内容不可以用中英文夹杂书写，若有出入量等记录，均需注明单位。

表 2-2　养老机构交班报告

观察记录 ＼ 项目	早班（交班内容）			中班（交班内容）			夜班（交班内容）		
	总人数 50			总人数 50			总人数 50		
	入院 1	出院 1		入院 0	出院 0		入院 0	出院 0	
	转入 0	转出 0		转入 0	转出 0		转入 0	转出 0	
床号　姓名　诊断	鼻饲 4	气管切开 2	压疮 2	鼻饲 4	气管切开 2	压疮 2	鼻饲 4	气管切开 2	压疮 2
	病危 2	死亡 0		病危 2	死亡 0		病危 2	死亡 0	
12 床 王林 高血压病	老人于上午 9：40 出院								
16 床 周丽 中风后遗症 "新"	女，70 岁，于 10：00 用轮椅推入房间，思维正常，能正常交流，右侧肢体功能障碍，轮椅代步，二便不能自理，暂需全护理。普食。午餐进食 2 两米饭，1 个鸡蛋。鼓励老人多饮水。新入院老人，多关心，多与老人交流，帮助老人尽快适应新环境。现已午睡。			老人一般情况尚可，介绍同室人认识，能融洽相处，晚餐进食 2 两馒头，1 两稀饭。下午饮水 300 毫升，协助排便 1 次，无任何不适。现已安静入睡，请夜班多加照看。			老人夜间睡眠好，晨起协助给予晨间护理，空腹喝水 200 毫升。早餐进食 1 两稀饭，1 个鸡蛋，1 个馒头，无不适主诉。叮嘱并示范给老人可用左手协助右手被动活动。鼓励老人多饮水。新入住老人，请多加关心和观察。		

（续）

观察记录 项目	早班（交班内容）	中班（交班内容）	夜班（交班内容）			
	总人数 50		总人数 50		总人数 50	
	入院 1	出院 1	入院 0	出院 0	入院 0	出院 0
	转入 0	转出 0	转入 0	转出 0	转入 0	转出 0
	鼻饲 4 / 气管切开 2 / 压疮 2		鼻饲 4 / 气管切开 2 / 压疮 2		鼻饲 4 / 气管切开 2 / 压疮 2	
床号 姓名 诊断	病危 2	死亡 0	病危 2	死亡 0	病危 2	死亡 0
21床 赵俊 脑血管意外 "※"	老人呈嗜睡状态，呼吸仍快，输液通畅，氧气持续吸入，给予鼻饲牛奶 400 毫升，液体入量 1500 毫升，尿量 550 毫升，危重老人，密切观察病情变化。 签名：张玲		老人仍呈嗜睡状态，氧气持续吸入，呼吸稍快，输液维持通畅，给予鼻饲牛奶 250 毫升，尿量 450 毫升，2 小时翻身 1 次，并给予局部按摩，危重病人，密切观察病情变化和皮肤情况。 签名：王艳		老人呼之能应，晨 7 时给予鼻饲牛奶 250 毫升，氧气持续吸入，输液维持中。晨间护理已做。2 小时翻身 1 次，夜间排尿 500 毫升，24 小时，总入量 2400 毫升，出量 1500 毫升，危重老人。各班加强病情观察及护理。 签名：李晓林	

表 2-3　日常生活护理记录

姓名：王红方　　　护理区：A 楼　　　房号：206-2　　　护理等级：半护理

项目 日期 班次	洗脸	喂水	喂食	服药	床上擦浴	洗澡	洗脚	清洗会阴	小便次数	大便次数	剪指甲	理发须	换洗衣裤	换洗床上用品	护理员签名	备注
12-20 早班	1	1	1	1					2	1				1	李梅	
中班	1	2	1	1					2					1	王月	
夜班	1	1	1	1	1			1	1	2					朱方	
12-21 早班																
中班																
夜班																

表 2-4　卧床老人翻身卡

姓名＿＿＿＿＿＿　床号＿＿＿＿＿＿

日期/时间	卧位	皮肤情况及备注	执行者

危重老人护理记录（见表 2-5-4）

姓名：刘凤云　护理区：特护楼　房号：8-1　护理级别：全护理

入院诊断：脑梗塞、老年痴呆症

日期	时间	体温 (℃)	脉搏 (次/分)	呼吸 (次/分)	血压 mmHg	入量 药物 名称	入量 药物 量 (ml)	入量 食物 名称	入量 食物 量 (ml)	出量 名称	出量 量 (ml)	病情变化	护理员签名
04.24	15:30					5%Gs	250	勾浆膳	150	大便	150		王红
	16:00	37	92	18	120/70			水	100	小便	50	老人日间一直卧床、专人看护，每 2 小时翻身一次，现其精神欠佳，余无异常变化	
	17:00							菜浆	200				
	18:00							勾浆膳	100	小便	150		李红
	18:30							水	100				
	20:30					5%Gs	100						
	21:30					5%Gs	500			小便	350		
	22:00	37	88	17	118/68							老人上半夜睡眠欠佳，液体在维持中	
	23:00									小便	100		
	0:00												

（续）

日期	时间	体温（℃）	脉搏（次/分）	呼吸（次/分）	血压mmHg	入量						出量		病情变化	护理员签名
						药物		食物							
						名称	量（ml）	名称	量（ml）		名称	量（ml）			
04-25	01：30							水	50		小便	100		夜班	张莉
	02：00							水	100		小便	300			
	02：30	36.9	92	19	107/75										
	06：00	36.5						匀浆膳	100					下半夜睡眠好、液体干1：00输完，无不良反应，约2：00解糊状便约450g，予以清洗更换，予以皮肤按摩。晨意识清醒。口腔护理后匀浆膳100毫升注入。	张玲

表 2-5　入院评估表

姓名		性别		出生年月		文化	
籍贯		民族		婚姻		职业	
身份证号			户口所在地				
现住址			联系人 （与老人关系）			联系人电话 和住址	

老人基本生活能力

进食			穿衣			大小便			行走			洗浴		
基本自理	需要协助	需要喂食	基本自理	需要协助	需要帮助	基本自理	需要协助	需要帮助	自如	拐杖	轮椅	基本自理	需要协助	需要帮助

认知能力			情绪			视觉			听觉			其他
正常	需提醒	不能认知	正常	易激动	异常	正常	白内障	青光眼	失明	正常	轻度耳聋	重度耳聋

特殊服务申请

服务内容	需服务时间和次数

初次评估结果

经以上初次综合评估，该老人符合入院条件，做常规体检后再确定护理等级。☐

经以上初次综合评估，该老人不符合入院条件，建议去相关医院检查治疗。☐

评估者：　　　　　　　　　　评估日期：

表 2-6　个案护理方案

姓名　<u>李英</u>　出生年月　<u>1922 年 10 月</u>　性别　<u>女</u>　房号　<u>328</u>

入院时间　<u>2010 年 01 月 26 日</u>　护理等级　<u>24 小时护理</u>

入院时身体状况　<u>老年痴呆症，脑血管意外</u>

老人特点与要求　<u>比较消瘦、失语，需补充营养，</u>

晨间护理	1、协助老人起床、穿衣。 2、帮助老人登厕、二便擦洗。冲刷马桶。 3、协助老人洗脸、口腔护理、注入空腹水。 4、整理床单位、衣物、保持床单位干净、整洁、开窗通风。

（续）

日常护理	1、给老人鼻饲注入牛奶，补充水分。 2、向团队长、医生反馈老人的健康情况。 3、适当帮助老人做功能锻炼，局部按摩。 4、根据天气情况，协助老人外出晒太阳。 5、经常与老人进行语言交流，组织老人听音乐，看电视。 6、做好鼻饲前准备，午饭注入匀浆膳 200 毫升。 7、鼻饲后照顾老人午休。 8、帮助老人起床，稍休息后，鼻饲注入水果浆。 9、每周洗澡 1～2 次。 10、与老人交流和适当进行肢体康复训练。 11、帮助老人定时登厕匀浆膳。 12、做好护理记录，认真进行各班交接。
夜间护理	1、做好口腔护理、洗脸、洗手、清洗会阴、泡脚。 2、登厕、二便擦洗。 3. 房间通风换气后关好门窗，协助老人入睡。 4、夜间加强巡视，定时注入温水、翻身，观察老人夜间睡眠情况。
说明	注意护理安全防范，认真做好护理记录，做好交接班工作。
评估	李英属高龄、长期卧床、生活不能自理、需要 24 小时护理老人。

制定日期：2010 年 01 月 30 日　　　　　　　　责任人签字：张爱萍

2.6 急救

2.6.1 外伤出血

●相关知识

1. 出血种类

（1）根据受损的血管分类

①动脉出血：因动脉受损而导致的出血，常表现为血液随心脏搏动从伤口流出，呈喷射状涌出，血色鲜红，血流较急，一般出血量较大。

②静脉出血：因静脉受损而导致的出血，常表现为血液从伤口不停地流出，血色暗红，血流速度较动脉缓慢，出血量与

血管大小有关，危险性较动脉出血小。

③毛细血管出血：因毛细血管受损而导致的出血，常表现为血液从伤口渗出，创面上出现许多小血滴，血色鲜红，常找不到出血点，出血量较小，常可自行凝结，在实质性器官如肝、脾和肾受损时可出现大出血。

（2）根据出血的部位分类

①外出血：血液从皮肤损伤处向外流出，体表可见出血情况，多由外伤引起，易于辨别。

②内出血：深部组织和内脏损伤，血液由破裂的血管流入组织或体腔内，表现不见出血，只能由症状识别，因此易被忽视，应特别警惕。

2.出血量与临床表现

失血量和速度是威胁健康生命的关键因素。几分钟内急性失血，生命即会受到威胁，但十几小时内慢性出血2000毫升，不一定引起死亡。失血总量超过20%以上，会出现出血休克等症状。因此，遇到出血时，应立即采取止血措施。当老人大出血时，应迅速控制。以出血量多少而分为大、中、小出血（见表2-7）。

表 2-7

	出血量	占体内总重量百分比	主要症状
小	<500毫升	10～15%	症状不明显
中	<1500毫升	15～30%	头晕，眼花，心慌，面色苍白，呼吸困难，脉细，血压下降
大	>1500毫升	30%以上	严重呼吸困难，出冷汗，四肢发凉，血压下降，心力衰竭，休克

●处理程序

1.外伤出血应急处理的原则是包扎伤口、抬高患肢、使出血停止。

2. 出血少而缓者，可以采用压迫法。用消毒的棉球、纱布（或干净的手绢、毛巾）放于出血点上，并用手指压住。也可以采用冷凝法，用棉球、纱布浸透消毒的冷水或等渗盐水按住出血点。

3. 出血量大，须用加压包扎止血法，即用无菌或干净敷料填塞伤口，外加消毒或干净的纱布压垫，再用绷带加压包扎，也可将关节屈曲加压包扎。

4. 包扎时松紧要合适,既要止血,又不阻断肢体的血液循环。

5. 进行包扎时，绷带要从远端开始包扎，上下超出伤口4～5厘米，如果继续出血渗透敷料，可再加敷料包扎。

●注意事项

1. 熟练、准确掌握压迫点，压迫力度适度，一般压迫时间 10～15 分钟。

2. 紧急情况下需要采取直接压迫止血法，同时与其他养老护理员配合采用指压止血法。

2.6.2 烧伤及烫伤

●相关知识

1. 烧伤及烫伤的概念

烧伤可由热力、电能激光、放射线及化学物质引起，其中以热力烧伤最为常见。热力烧伤为火焰或高温液体、固体所致。通常将热液、热气的烧伤称为烫伤。

2. 烧伤及烫伤的表现

烧伤首先造成皮肤黏膜损伤，使机体防御屏障受损，轻者皮肤肿胀，起水泡，疼痛，重者烧焦，甚至血管、神经、肌腱等同时受损。呼吸道也可烧伤，烧伤引起的剧烈疼痛和皮肤渗出等因素能导致休克，晚期可能出现感染、败血症，甚至危及生命。

●处理程序

1．立即离开烧烫伤源，终止烧烫伤，然后脱去或剪开衣服，不要强扯，以免加重皮肤损伤。

2．用清水冲洗创面，或冷水浸泡，以减轻热力的损害和疼痛。如果被强酸、强碱或其他化学药品烧伤者，应立即脱去衣服，用大量流动清水冲洗创面。

3．要尽可能保护创面，可用消毒或者清洁敷料简单覆盖创面，避免污染和再损伤。不要擅自在创面上涂抹任何药物或其它物品。

4．观察老人的呼吸情况，保持呼吸道通畅。

5．伤重者需协助转院。观察老人生命体征，有无活动性出血、休克、外伤等。

●注意事项

1．出现烫伤，马上用冷水冲洗降温，时间为半小时左右。也可以取冰箱中的冷冻食品包在塑料袋中冷敷，注意不要冻伤。这样可以减少受伤部位的体液渗出，避免形成水泡。如果烫伤严重应边冷敷边尽快送医院。

2．半小时后在医生指导下用药，尽快涂抹烫伤膏、獾油等。

3．受伤部位不要沾水，结痂部位一定要自然脱落。

2.6.3 噎食

●相关知识

1．噎食的概念

进食时食物卡在咽喉部或食管内造成气管的压迫称之为噎食。噎食时由于气管受到了压迫会出现通气障碍，甚至窒息死亡。

2. 噎食的表现

老人进食时，突然出现面色苍白或紫绀，目光恐惧发直，不能说话，咳嗽、呼吸困难甚至窒息昏迷。

● **处理程序**

1. 当食物阻塞在咽部时，可试用汤勺柄刺激老人的舌根部，以引起呕吐，促使食物排除体外。

2. 食物阻塞在食道部，意识尚清醒的老人可采用立位或坐位，抢救者站在老人背后，双肩环抱老人，一手握拳，使拇指掌关节突出点顶住老人腹部正中线脐上部位，另一只手的手掌压在拳头上，连续快速向内、向上推压冲击 6～10 次。

3. 昏迷倒地的老人采用仰卧位，抢救者骑跨在老人髋部，按上法推压冲击脐上部位。这样冲击上腹部，等于突然增大了腹内压力，可以抬高膈肌，使气道瞬间压力迅速加大，肺内空气被迫排出，使阻塞气管的食物（或其他异物）上移并被驱出。这一急救法又被称为"余气冲击法"。如果无效，隔几秒钟后，可重复操作一次，造成人为的咳嗽，将堵塞的食物团块冲出气道。

4. 解除食道梗阻后，有呼吸心跳停止的老人要迅速做心肺复苏。

● **注意事项**

1. 发现老人噎食，迅速组织人员抢救。

2. 抢救过程中用腹部冲击法注意不要伤及老人肋骨。

3. 抢救后检查老人口咽部，有损伤应给予处理。

2.6.4 摔伤

● **相关知识**

1. 摔伤的表现：不同的致伤原理可以出现不同的临床表现。

（1）挫伤：老人摔倒时遇到钝器的撞击，造成皮下组织损伤，局部有淤血、肿胀瘀斑或形成血肿。

（2）扭伤：老人摔倒时，外力作用在机体的关节部位，使关节异常扭曲，超过正常的生理范围，造成关节组织的损伤。表现为关节肿胀和运动障碍。

（3）擦伤：老人摔倒时，被粗糙物品摩擦局部，造成机体组织的表皮剥脱，表现为创面有擦痕、小出血点和渗出少许血。擦伤是最轻的损伤。

2. 骨折的概念：骨折是骨的完整性或连续性中断。骨折是老人常见的损伤。老人由于全身骨量迅速减少，骨质疏松，骨的脆性增加，轻微外力即可造成骨折。老人骨折后由于骨折愈合慢，功能恢复差，并发症多，常常危及生命。

3. 骨折的一般表现

（1）疼痛：骨折部位出现不同程度的疼痛及纵轴叩击痛。

（2）肿胀：骨折同时伴有局部软组织的损伤，出现部位周围的软组织肿胀、瘀斑。

（3）功能障碍：由于剧烈疼痛、肌肉痉挛、软组织损伤，肢体失去杠杆和支柱作用而导致肢体功能障碍。

（4）畸形：骨折后因肌肉和韧带的牵拉或搬运不当使断端移位，从而造成肢体形体改变产生特殊畸形。

（5）活动异常：摔伤前不能活动的骨干部位，在骨折后出现屈曲旋转等不正常活动。

4. 临床特点

（1）股骨颈骨折：是最常见且严重威胁老人生命的骨折。

（2）腕部骨折：手臂桡骨下端近腕关节处骨折。

（3）脊柱骨折：椎体压缩性骨折，好发于第 11 胸椎至第 3 腰椎节段，位于脊柱中下部位，是所有脊椎骨中日常活动度和承受负重最大的椎体，尤其是伴有骨质疏松症时，椎体往往会有变形，轻微外力即可造成该部位骨折。

●**处理程序**

1. 不要急于移动老人

发现老人摔倒时，首先使老人就地处于自然安全体位。当没有明确老人伤情的情况下，不要急于移动老人，以免万一发生骨折加重损伤的程度。及时了解摔倒的情况有利于老人伤情的综合判定。

2. 迅速检查受伤部位

（1）观察皮肤有无出血、淤血、肿胀等异常情况，询问老人是否有疼痛等不适。可用手触摸受伤部位检查有无淤血、肿胀、压痛或畸形。如果老人的肢体活动有异常，有可能发生了骨折。

（2）在检查肢体和软组织损伤的同时，注意是否伴有内脏的损伤。注意观察老人有无头痛、恶心呕吐、腹痛等情况，发现异常要及时去医院就诊。

3. 局部的简单处理

（1）发现伤口有大量的出血，首先要迅速止血，可采用压迫止血的方法。

（2）表浅的伤口最好应用生理盐水冲净表面的污物（没有生理盐水时也可以用流动的自来水冲洗），然后用安尔碘消毒伤口皮肤，并予以包扎。较大的伤口经上述处理后要送医院做进一步的处理。

（3）发现有局部挫伤或扭伤时，局部要制动，早期给予局部冷敷。必要时去医院进一步诊治。

（4）出现骨折要及时予以复位固定。

4. 预防压疮、泌尿系统感染及消化系统等并发症的发生。

5. **心理护理**

骨折创伤是突然发生的意外所致，老人身心均遭受很大打击，出现恐惧、焦虑、悲哀等异常心理反应，对治疗护理产生不利影响，养老护理员应充分理解老人，及时评估老人在骨折疼痛时期的心理反应，主动从生活上给予关心，取得老人的信任，帮助老人正确对待创伤，树立战胜伤残的勇气。

6. 功能锻炼

骨折术后老人早期可活动健康肢体和伤肢肌肉，3周以后可以做伤肢的关节运动。老人运动不可过量，应慢慢增加次数，离床活动时要有专人扶助，以防止跌倒。

● 注意事项

1. 摔伤后要尽可能快地处理伤口。

2. 对出血伤口，采取有效方法止血。可先用指压止血法，压住伤口血管的上端，再用干净的纱布、绷带等包扎伤口。不便包扎的伤口可扎上血带止血。

3. 骨折的老人，应尽快送往医院治疗。搬运前先固定骨折肢体，避免肢体运动使骨折周围组织进一步损伤。搬运时，根据不同的骨折部位及伤势，运用正确的搬动方法及搬运工具。原则是避免骨折处再受外力作用。

2.6.5 心肺复苏术

● 相关知识

心肺复苏术（CPR）是针对呼吸/心脏骤停所采取的抢救措施，以徒手操作来恢复猝死患者的自主循环、自主呼吸和意识，用于抢救突然发生意外死亡的患者。国际标准化的心肺脑复苏过程分为基础生命支持、进一步生命支持和延续生命支持3个时期。各期之间是紧密衔接的，不能截然分开应不间断地进行。我们学习是基础生命支持的内容。

时间就是生命，抢救时机是黄金4～6分钟，第一目击者对心跳呼吸骤停患者进行有效心肺复苏至关重要。

●**操作流程**

心肺复苏程序：胸外按压-开放气道-人工呼吸

●**心肺复苏指南**

1. 发现老人倒地，立即奔向患者，评估环境是否安全，做好自我防护（见图 2-44）。

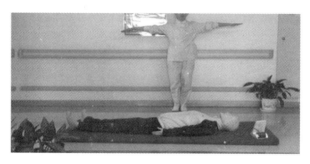

图 2-44　评估环境

2. 双膝跪于老人右侧，双手轻拍患者双肩，分别于老人双耳侧大声呼唤，轻拍重唤，判断意识（见图 2-45）。

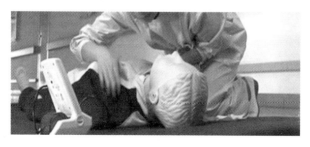

图 2-45　判断意识并呼救

3. 确定老人无意识，立即举手大声呼救，寻求帮助，并记下抢救时间（见图 2-46）。

4. 将老人放在硬平处，置于复苏体位，触摸颈动脉 5～10

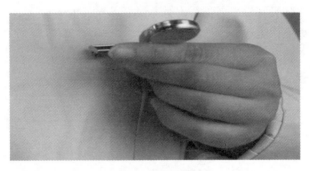

图 2-46　计时

秒钟，判断老人有无脉搏。同时快速判断老人有无呼吸（见图 4-47）。

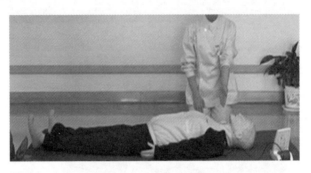

图 2-47　判断颈动脉搏动

5. 解开衣领，打开老人衣服充分暴露胸前区，松解裤带（见图 2-48）。

6. 一手中指沿患者肋弓下缘下划至胸骨切迹，固定于此，食指紧贴中指并拢，另一手大鱼际紧贴定位手食指，以手掌根部为按压部位（见图 2-49）。

7. 连续按压 30 次，频率每分钟大于 100 次，下压深度至少 5 厘米（见图 2-50）。

8. 打开老人口腔，如有分泌物或异物，应立即将头偏向

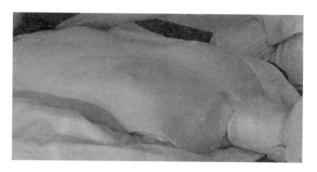

图 2-48　解衣领、裤带

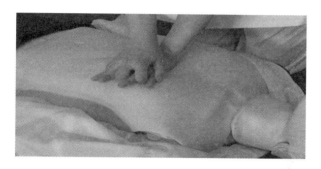

图 2-49　按压部位

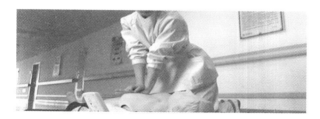

图 2-50　按压姿势

一侧并清除（见图 2-51）。

　　9. 打开气道（见图 2-52）。

　　10. 打开气道后，立即进行人工呼吸，吹气 2 次，每次 1

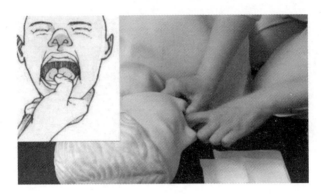

图 2-51 观察口腔并清理分泌物

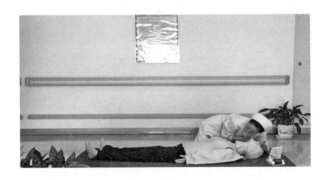

图 2-52 打开气道

秒钟，吹气间隔 3 秒（见图 2-53）。

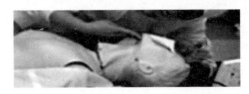

图 2-53 人工呼吸

11. 按压吹气之比为 30：2，连续操作五个循环后判断复苏效果。

12. 老人颈动脉搏动恢复，自主呼吸恢复，口唇颜面甲床由紫绀转为红润，说明初步复苏有效，应协助老人正常体位，等待救护车到达进行进一步生命支持。

●**注意事项**

1. 执行心肺复苏术的一般原则：第一，先求救，再急救；第二：先急救，再求救。争分夺秒抓住黄金时机。

2. 强调高质量的心肺复苏，胸部按压的正确位置是胸骨中下段 1/3 处，成人胸骨按下至少 5 厘米，按压速率＞100 次/分，保证每次按压后胸部回弹，尽可能减少胸外按压的中断，避免过度通气。

3. 胸部按压时抢救者的双肘关节伸直，借臂、肩和上半身体重的力量垂直向下用力按压。放松时，抢救者手掌根部不能离开按压部位，以免造成错位，同时可避免再下压时对胸骨"拍击"。

4. 操作中途换人时，应在按压及吹气间隙进行，抢救中断时间不得超过 5～7 秒。

5. 观察心肺复苏是否有效，心肺复苏的有效指征是：

（1）老人面色、口唇由苍白、青紫转为红润。

（2）可触及颈动脉搏动，意识逐渐恢复，自主呼吸恢复。

（3）瞳孔由大变小、对光反射恢复。

（4）老人眼球能活动，手脚抽动，呻吟。

复苏成功后应安慰老人，进行进一步生命支持。

6. 了解心肺复苏的禁忌证：胸廓严重畸形、广泛性肋骨骨折、心脏外伤、血气胸、心包填塞等。并发症主要为肋骨骨折引起血胸、心、肺或气管损伤，偶有肝、脾破裂。

2.7 常见疾病护理

2.7.1 慢性阻塞性肺部疾病

●相关知识

1. 概念

慢性阻塞性肺疾病（COPD）是由慢性支气管炎、肺气肿等引起的气流阻塞呈进行性加重的一组慢性肺部疾病。其特点为慢性反复咳嗽、咯痰、呼吸困难呈进行性加重，常并发肺心病和呼吸衰竭，影响生活质量，甚至威胁生命。

2. 观察

（1）注意观察咳嗽的性质、出现的时间、发作的节律及音色的改变。

（2）注意观察咳痰的颜色、气味、性状、黏稠度及量的变化。

（3）注意观察呼吸困难加重的程度及伴随的症状。

（4）注意监测生命体征、意识状态及缺氧状态。

（5）注意监测水电解质和酸碱平衡情况。

●工作程序

1. 室内空气湿化

保持室内恒定的温、湿度（温度为 18℃～20℃、湿度为 55%～60%）有利于痰液的排出和呼吸道的通畅。

2. 保证体液容量

由于慢性阻塞性肺疾病伴呼吸道感染老人的饮食量少、气喘明显、呼吸频率快，使呼吸道蒸发水分过多，致痰液黏稠。应鼓励老人多饮水，增加体内水分，必要时适当增加静脉补液，以利于呼吸道痰液的稀释和排出。

3. 心理护理

养老护理员应聆听老人的叙述，疏导其心理压力，做好解释工作，以消除老人的烦躁和恐惧心理，同时还要与家属相互协作，指导老人与他人互动的技巧，鼓励参加各种团体活动。

4. 促进有效排痰

（1）深呼吸和有效排痰

有助于气道远端分泌物的排出，指导老人掌握有效咳嗽的正确方法，保持呼吸道通畅。

（2）遵医嘱给予抗炎治疗，也可行超声雾化吸入，嘱老人做深吸气、呼气，使水分和药物能慢而深地吸入，以达到远端终末支气管。这样，既可湿化气道，促进痰液的排出，又可起到局部的药物治疗作用。每次雾化时间一般为 15 分钟。

（3）氧疗湿化

如老人需长期低流量氧疗，可在氧气湿化瓶中加入60℃～70℃温开水，达到湿化气道、排痰的目的。

5. 定时被动翻身

定时给老人翻身可促进痰液的排出，防止肺泡萎缩和肺不张，有利于肺部炎症的吸收好转。定时翻身也可防止褥疮的发生，时间为 2 小时一次为宜。

6. 背部叩击

叩背护理可通过对肺部有节律的震动，间接地使附着于肺泡周围、支气管壁的痰液松动、脱落，易于咳出。要自下而上，由里向外，同时嘱老人深呼吸，用力咳嗽。

7. 变换体位排痰

根据肺部感染的部位，通过体位姿势的变化促进排痰。肺上叶宜取半卧位，中叶取仰卧位，下叶取俯卧位。每天体位引流 2 次，每次 15～20 分钟，可配合背部叩击。

8. 呼吸功能锻炼，可教会老人做呼吸操及腹式呼吸锻炼，也可通过气功、太极拳、定量行走或登梯练习等。进行耐寒锻炼，避免感冒、劳逸结合等。

●注意事项

1. 对于吸痰老人翻身前要吸净口鼻内的分泌物，以防活动后误吸。用吸痰器吸痰动作要轻柔，防止鼻腔黏膜损伤。

2. 对于危重老人，叩背时不宜过猛，要观察老人的面色、呼吸、心率等情况。

3. 老人需戒烟，进高营养易消化的饮食。

2.7.2 高血压病

●相关知识

1. 概念

高血压病是老人常见病，多发病，是以体循环动脉压增高为主的临床综合症。老人动脉硬化丧失了弹性，血管阻力增高引起高血压。其特点以收缩期高血压为多，血压易受季节、气候、情绪、体力负荷、体位性变化而波动，是导致脑卒中、心力衰竭、冠心病、肾衰竭、眼底损害、主动脉夹层的危险因素，是老人致残、致死的重要原因。

2. 观察

（1）对血压波动大的老人，尤其在降压治疗期间，每日应测量血压数次，以观察血压的日夜变化，特别注意观察夜间血压，防止夜间血压降得过低。

（2）患高血压病的老人易出现体位性低血压，因此养老护理员应嘱老人在变换体位时动作应缓慢，防止发生意外。

3. 高血压病的诊断标准

正常血压：≤140/90mmHg

高血压：收缩压：≥160mmHg 或舒张压≥95mmHg

4. 临床表现：

（1）缓进型因植物神经功能失调而出现头痛、耳鸣、眼花、健忘、失眠等症状及脏器损伤（高血压脑病、高血压肾病）等；急进型的基本表现与缓进型相似，只是进展较快。

（2）血压波动大。

（3）易有体位性低血压。

（4）易发生心力衰竭。

●**工作程序**

1. 一般护理

（1）保证充足的睡眠及适当锻炼。患高血压病的老人宜选择安静、温暖、舒适的房间，注意休息，每日睡眠应有规律，一般不少于 7 小时。合理安排运动量，可选择步行、慢跑、太极拳等。

（2）注意饮食调节，减少钠盐的摄入，每日食盐量不超过 5 克，以低脂饮食为宜，避免高胆固醇食物，补充钙和钾的摄入，多吃新鲜水果，多饮牛奶，忌烟、酒。

（3）保持大便通畅。

（4）定时监测血压，作好记录。老人如有头晕、眼花、耳鸣、视力模糊等症状时，应立即卧床休息，呼叫器放于手边，防止取物时跌倒，必要时加床档。

（5）密切监测老人的生命体征情况，如突然剧烈头痛、呕吐、烦躁不安、视力模糊、血压急剧升高、出现意识障碍及肢体运动障碍时，应立即报告医生。

2. 体位性低血压的预防和处理

告诉老人体位性低血压的表现为乏力、头晕、心悸、出汗、恶心、呕吐等。教会老人预防的方法，防止突然站立引起的意外摔伤。

3. 用药护理

严格执行医嘱，协助老人长期按时服药，每日定时监测血压，观察服药后的反应及药物副作用。

4. 心理护理

保持平静的心态，经常与老人谈心，进行心理疏导，以解除老人的心理压力，消除不良情绪，以便维持血压平稳。

● **注意事项**

1. 注意保暖，避免寒冷刺激血管收缩，导致血压升高。

2. 洗澡时的水温不可过高，以防血管急剧扩张，导致血压下降。

3. 劳逸结合，避免剧烈的活动或过强的体力劳动。

4. 密切观察老人晨起的体位变化，老人坐起、站起时，动作应尽量缓慢。

2.7.3 冠心病

● **相关知识**

1. 概念

冠心病是冠状动脉性心脏病的简称，是指冠状动脉粥样硬化使血管狭窄或阻塞，或（和）因冠状动脉功能性改变（痉挛）导致心肌缺血缺氧或坏死而引起的心脏病。临床上常出现胸闷、憋气、心绞痛、心肌梗死甚至猝死等一系列心肌缺血表现，其患病率随年龄的增加而增多，其发病与高血压、糖尿病有关，老年女性还与雌激素水平下降有关。

2. 临床特点

（1）病史长、病变累及多支血管，常有陈旧性心肌梗死，且可伴不同程度的心功能不全。

（2）可表现为慢性稳定性心绞痛，也可以急性冠脉综合征（包括不稳定性心绞痛、急性心肌梗死及冠心病猝死）为首发症状。

（3）常伴有高血压、糖尿病、阻塞性肺气肿等慢性疾病。

（4）多存在器官功能退行性病变，如心脏瓣膜退行性病变、心功能减退等。由于上述原因，老年冠心病发生急性冠脉综合征的危险性相对较大。

（5）分型：冠心病分为心肌缺血、心绞痛、心肌梗死、缺血性心肌病、猝死五型，以下重点阐述心绞痛和急性心肌梗死。

3. 观察

（1）心绞痛

①疼痛：典型心绞痛发作是突然发生的位于胸骨体上端或中段之后的压榨性、闷胀性或窒息性疼痛，亦可波及大部分心前区，可放射至左肩、左上肢前内侧，达无名指和小指，偶可伴有濒死的恐惧感觉，往往迫使老人立即停止活动，重者还出汗。疼痛历时 1～5 分钟，很少超过 15 分钟。休息或含用硝酸甘油片，在 1～2 分钟内消失。

②部位：疼痛部位可以在牙部与上腹部之间的任何部位。由于痛觉减退，其疼痛程度往往较轻，而疼痛以外的症状，如气促、疲倦、喉部发紧、左上肢酸胀、烧心等表现较多。

（2）急性心肌梗死

①先兆：突然发生或出现较以往更剧烈而频繁的心绞痛，心绞痛持续时间较以往长，诱因不明显，硝酸甘油疗效差，心绞痛发作时伴有恶心、呕吐、大汗、心动过缓、急性心功能不全、严重心律失常或血压有较大波动等。

②疼痛：这是最先出现的症状，疼痛部位和性质与心绞痛相同，但常发生于安静或睡眠时，疼痛程度较重，范围较广，持续时间可长达数小时或数天，休息或含用硝酸甘油片多不能缓解，老人常烦躁不安、出汗、恐惧、有濒死感。有的老人疼痛性质及部位不典型，甚至整个病程中都无疼痛或其他症状。

③全身症状：主要是发热，伴有心动过速、白细胞增高和红细胞沉降率增快等，一般在疼痛发生后 24～48 小时出现，体温一般在 38℃ 上下，很少超过 39℃，持续一周左右。

④胃肠道症状：约 1/3 有疼痛感的老人，在发病早期伴有恶心、呕吐和上腹胀痛，严重者可发生呃逆。

⑤并发症：常见心律失常、心力衰竭、心源性休克、心脏破裂等。

● **工作程序**

1. 心绞痛的护理

（1）防止诱因。日常生活中根据老人的心功能状态合理安排活动，避免过度劳累；保持乐观、稳定的情绪；养成少食多餐的习惯；天气转冷时注意防寒保暖。

（2）监测病情。严密观察胸痛的时间、部位及伴随症状，随时监测生命体征、心电图的变化。

（3）用药护理。针对老人口干的特点，口服硝酸甘油前应先用水湿润口腔，再将药物嚼碎置于舌下，这样有利于药物快速溶化生效，

2. 急性心肌梗死的护理

（1）防止诱因。根据老人的心功能状态合理安排活动，多吃水果蔬菜，防止便秘，随季节变化注意增减衣服，避免过度劳累，保持情绪稳定。

（2）监测生命体征。随时观察血压、心律、心率的变化，注意水电解质平衡，饮食高蛋白易消化，准确记出入量。

（3）溶栓护理。对接受急性溶栓治疗的老人，应密切观察有无头痛、意识改变及肢体活动障碍，注意血压及心率的变化，及时发现脑出血的征象。

（4）急性介入护理。对接受介入治疗的老人应密切观察有无再发心前区痛，心电图有无变化，及时判断有无心肌梗死再发生。

（5）用药护理。用药过程中应密切监测血压、血清钾浓度和肾功能。因血管紧张素转换酶抑制剂（ACEI）可有头晕、

乏力、肾功能损害等副作用，故老年急性心肌梗死应遵医嘱使用短作用制剂，从小剂量开始，几天内逐渐加至耐受量。

●**注意事项**

1. 合理安排老人作息，保持其情绪稳定。

2. 使用阿司匹林或肝素等药物时，注意观察有无出血。

3. 提倡老人日常随身携带保健药盒。指导硝酸甘油的正确保管方法（随时注意药物有效期，药物应放在深色密闭玻璃瓶内）。

4. 老人在日常活动中应观察有否胸痛、心悸、呼吸困难、疲劳、心律失常、脉搏增快、血压增高等症状，一旦出现应立即停止活动。

2.7.4 老年胃食管反流

●**相关知识**

1. 概念

胃食管反流是指由于防御机制减弱或受损，使得胃、十二指肠内容物通过松弛的食管下括约肌反流的强度、频率和时间超过组织的抵抗力，从而进入食管下端，引起一系列症状，临床分为反流性食管炎和症状性反流两类，主要表现为烧心、反酸、反食等。其发生原因有食管裂孔疝、胃酸分泌增多、胃排空延迟及消化功能紊乱等。老人因膈肌、韧带松弛，食管裂孔疝的发生率较高。

2. 观察

（1）反流症状表现为反酸、反食、反胃、嗳气等，餐后明显或加重，平卧或弯腰时易出现。反酸常伴有烧心，是胃食管反流病最常见的症状。

（2）反流物刺激食管的症状表现为烧心、胸痛、吞咽困难等。烧心多在餐后 1 小时出现，卧位、前倾或腹压增高时加重。胸痛为胸骨后或剑突下疼痛，严重时可放射至胸部、后背、肩部、颈部、耳后。吞咽困难呈间歇性，进食固体或液体食物均可发生。严重食管炎或食管溃疡者可有咽下疼痛。

（3）食管以外刺激症状表现为咳嗽、哮喘及声嘶。咳嗽多在夜间发生，呈阵发性，伴有气喘。

●**工作程序**

1. **体位护理**

每餐后散步或采取直立位，平卧位时抬高床头 20 厘米或将枕头垫在背部以抬高胸部，避免右侧卧位，避免反复弯腰及抬举动作。

2. **饮食护理**

为减轻老人与进餐有关的不适，保证其营养物质的摄入，需要从以下几方面进行护理：

（1）进餐方式。协助老人采取高坐卧位，给予充分的时间，并告诉老人进食速度要慢，注意力要集中，每次进少量食物，且在一口吞下后再给另一口。应以少量多餐取代多量的三餐制。

（2）饮食要求。为防止呛咳，食物的加工宜软而烂，多采用煮、炖、熬、蒸等方法烹调，且可将食物加工成糊状或肉泥、菜泥、果泥等。另外，应根据个体的饮食习惯，注意食物的色、香、味、形等感观性状，尽量刺激食欲，食物的搭配宜多样化，主副食合理，粗细兼顾。

（3）饮食禁忌。胃容量增加会促进胃反流，应避免进食过饱，尽量减少脂肪的摄入量。高酸性食物可损伤食管黏膜，应限制柑桔汁、西红柿汁等酸性食品。刺激性食品可引起胃酸分泌增加，应减少酒、茶、咖啡、可口可乐等的摄入。

3. **用药护理**

在用药过程中要注意观察药物的疗效，同时注意药物的副作用，如使用西沙必利时应注意观察有无腹泻及严重心律失常的发生，使用硫糖铝时应警惕老年人便秘的危险。避免应用降低食管下括约肌压力的药物，慎用损伤黏膜的药物。

4. 手术前后的护理

手术前做好心理疏导，保证老人的营养摄入，维持水、电解质平衡，积极防治口腔疾病，练习有效咳痰和腹式深呼吸。术前1周口服抗生素，术前1日经鼻胃管冲洗食管和胃。手术后严密监测生命体征，保持胃肠减压管通畅，胃肠减压停止24小时后，如无不适，可进食清流质。一周后，逐步过渡到软食，避免进食生、冷、硬及易产气的食物。

5. 心理护理

（1）胃食管反流病具有慢性复发倾向，老人可能会因不能及时治愈而悲观失望，应及时了解老人的心理特征及情绪反应，耐心细致地教会其减轻胃不适的方法和技巧，善于使用安慰性、鼓励性的语言告知治疗的进展，树立老人康复的信心。减轻其恐惧心理。与家人协商，为老人创造参加各种集体活动的机会，如家庭娱乐、朋友聚会等，增加老人的归属感。

（2）日常生活指导。指导老人休息、运动、饮食等各方面的注意事项，避免一切增加腹压的因素，如裤带不要束得过紧、注意防止便秘，肥胖者要采用合适的方法减轻体重等。

●**注意事项**

1. 养老护理员应掌握促胃肠动力药、抑酸药的种类、剂量、用法及注意事项，观察老人用药后反应。

2. 老人服药时须保持直立位，至少饮水150毫升，以防止因服药所致的食管炎及其并发症。

3. 养老护理员应观察老人休息、运动、饮食等各方面的情况，避免一切增加腹压的因素。

2.7.5 老年糖尿病

● **相关知识**

1. 概念

老年糖尿病（DM）是指年龄在 60 岁以上的老人，由于体内胰岛素分泌不足或胰岛素作用障碍，引起内分泌失调，从而导致物质代谢紊乱，出现高血糖、高血脂及蛋白质、水与电解质紊乱的代谢病。

2. 糖尿病的诊断标准

糖尿病症状＋任意时间血浆葡萄糖水平≥11.1mmol/l（200mg/dl）或

空腹血浆葡萄糖（FPG）水平≥7.0mmol/l（126mg/dl）或

口服葡萄糖耐量试验（OGTT）中，2 小时 PG 水平≥11.1mmol/l（200ng/dl）

3. 观察

（1）起病隐匿且症状不典型。仅有 1/4 或 1/5 老人有多饮、多尿、多食及体重减轻的症状，多数老人是在查体或治疗其他病时发现有糖尿病。

（2）并发症多。常并发皮肤及呼吸、消化、泌尿生殖等各系统的感染，且感染可作为疾病的首发症状出现。此外，老年糖尿病更易发生高渗性非酮症糖尿病昏迷和乳酸性中毒，其中乳酸性酸中毒的常见诱因是急性感染，苯乙双胍的过量使用可导致乳酸堆积，引起酸中毒。患糖尿病的老人还易并发各种大血管或微血管症状，如高血压、冠心病、脑卒中、糖尿病肾脏病变、糖尿病视网膜病变、皮肤瘙痒等。

（3）多种老年病并存。易并存各种慢性非感染性疾病，如心脑血管病、缺血性肾病、白内障等。

（4）易发生低血糖：自身保健能力及依从性差，可使血糖控制不良或用药不当，引起低血糖的发生。

●**工作程序**

1. 饮食护理

让老人明确饮食控制的重要性。计算标准体重，控制总热量。严格定时定量进餐，饮食搭配均匀，分配一般为1/5、2/5、2/5 或 1/3、1/3、1/3。

2. 运动指导

生活有规律，身体情况许可情况下，可进行适当的运动，包括步行、慢跑、骑自行车、健身操、太极拳、游泳及家务劳动等有氧运动。循序渐进并长期坚持，但不应超过心肺及关节的耐受能力，否则会导致并发症。

3. 用药护理

按医嘱服用降糖药，定期复查，老年人用药应避免使用经肾脏排出、半衰期长的降糖药物，加用胰岛素时，应从小剂量开始逐步增加。

4. 足部护理

（1）定期检查足部皮肤，以早期发现病变。

（2）促进足部血液循环，以温水浸泡双脚，时间不可过长，5 分钟左右，冬季应注意保暖，避免长时间暴露于冷空气中。

（3）以润滑剂按摩足部，避免穿过紧的长裤、袜、鞋。

（4）避免穿拖鞋、凉鞋、赤脚走路，禁用暖水袋，以免因感觉迟钝而造成踢伤、烫伤。

5. 心理护理

患糖尿病的老人常存在焦虑心理，故养老护理员应常和老人谈心稳定其情绪，适当的休息。睡眠时间以能够恢复精神为原则。

●注意事项：

1. 对患病时间长的老人注意"糖尿病足"的皮肤观察。

2. 使用胰岛素治疗的老人用量宜偏小，同时密切观察使用后的反应。预防低血糖的发生。

3. 鼓励老人适量运动，要从短时间、小运动量开始，循序渐进。方法有：定量步行法，定距离或定时走与慢跑结合，练气功和打太极拳。

2.7.6 脑中风

●相关知识

1. 概念

又称脑血管意外、脑卒中。是一组最常见的急性脑血管循环障碍性疾病。患病后老人可因病变的性质不同，而出现不同的临床表现。

2. 分类

分为出血性脑中风即脑出血和缺血性脑中风即脑梗塞两大类。

（1）脑梗塞

脑梗塞起病缓慢，常在老人睡眠时发生。发病初期多有头痛、眩晕、一过性失语、肢体麻木、一侧肢体无力等症状，发病后可在数分钟内发展至高峰。严重时表现为头痛、恶心、呕吐、肢体偏瘫、吞咽困难、失语、视力障碍、口角歪斜，一般多无医师障碍，起病后几天内病情逐渐稳定。

（2）脑出血

脑出血多发生在老人清醒活动时，可能有情绪激动或使劲用力等导致血压突然升高的诱发因素。发病时老人突然感觉头晕、头痛、呕吐，随即出现语言不清、跌倒、肢体偏瘫等现象，继而出现大小便失禁、意识模糊、嗜睡或昏迷等意识障碍的表现。有的老人可出现持续高热，早期出现呼吸深而慢，如果病情继续恶化，可有不规则呼吸，脉搏缓慢或快而弱，血压升高，病情严重者如不及时救治，死亡率极高。

●**工作程序**

1. 一般护理

（1）环境。为老人提供安静、舒适的环境，保证休息和睡眠。

（2）饮食。为保证营养摄入充分，对吞咽困难者可进半流食，且速度应缓慢，因意识不清不能进食时，可通过静脉或鼻导管供给营养。

（3）由于老人肢体活动受限，长期卧床，容易引起坠积性肺炎，骨骼突出部位易发生压疮，因此要注意定时给老人翻身，对于大小便失禁的老人，要保持皮肤和床褥干燥，定时擦浴，使床上无皱折、碎屑。

（4）要防止肌肉萎缩和关节畸形。在养老护理员协助下使老人学会自己翻身和使用便器等。

2. 防止并发症

为防止肺炎、尿路感染、肺静脉血栓形成和肺栓塞等并发症的发生。应指导老年人尽量早期下床活动，尽量避免导尿，也可使用弹力长袜预防栓塞的发生。

3. 用药护理

脑中风的治疗主要包括溶栓、抗凝、抗血小板聚集和降颅压。使用溶栓、抗凝药时注意有无出血倾向。使用甘露醇降颅压时，应选择较粗的血管，以保证药物的快速输入。

4. 心理护理

脑中风后多数老人通常伴有抑郁、焦虑情绪，表现为少言、淡漠、缺乏主动性，对治疗和训练持怀疑态度，郁郁寡欢，个别的甚至产生轻生的念头，这与肢体能力水平、语言障碍呈负相关。脑中风后的神经功能恢复通常在病后 3 个月内最快。在这一时期对老人进行积极的心理疏导，则可促进康复疗效的速率。

5. 康复训练

康复功能训练包括语言、运动及协调能力的训练。

（1）语言功能训练。语言功能训练时，护理人员应仔细倾听，善于猜测询问，为老人提供述说熟悉的人或事的机会，并鼓励家人多与老人交流。

（2）运动功能训练。运动功能的训练一定要循序渐进，对肢体瘫痪的老人在康复早期即开始做关节的被动运动，以后应尽早协助老人下床活动，先借助平行木练习站立、转身，后逐渐借助拐杖或助行器练习行走。

（3）协调能力训练协调能力训练主要是训练肢体活动的协调性，先集中训练近端肌肉的控制力，后训练远端肌肉的控制力，训练时要注意保证老人的安全。

● 注意事项

1. 老人一旦发生中风征兆，要迅速组织抢救，争取最好的治疗时机。

2. 脑出血老人切忌仰卧位，头应偏向一侧，及时清除口腔内异物，如呕吐物、假牙等，保持呼吸道通畅。

3. 急性脑出血老人卧床休息 4 周以上，避免不必要的搬动。尤其发病 48 小时内切忌颠簸。

4. 注意观察老人病情变化，发现异常应及时请示医生或护士进行处理。

2.7.7 老年痴呆症

● 相关知识

1. 概念

痴呆是指由于神经退行性病变、脑血管性病变、感染、外伤、肿瘤、营养代谢障碍等多种原因引起的，以认知功能缺损为主要临床表现的一组综合征，而不是特指一种疾病或神经病理过程。

2. 分类

老年痴呆症分为精神心理障碍和神经功能障碍两种。

（1）精神心理障碍

①记忆障碍：记忆力下降常常是本病的首发症状，也是本病的突出症状。首先是近记忆力受损，随之远记忆力也受损，最终远、近记忆力均有障碍，使日常生活受到影响。

②个性障碍：性情固执偏激，自我中心，自私任性；对人冷淡；语言粗俗，不能与人和睦相处，经常与人吵架。

③智能障碍：不会做自己过去经常做的事，如洗衣或做饭；分不清时间的早晚；误将无关人员当作亲人；不讲卫生，不知冷暖，生活不能自理；计算能力下降，不会理财。

④情感障碍：常表现为情绪不稳，早期老人可有焦虑和抑郁。随着痴呆症状加重，情绪以淡漠或欢快为主，对亲人漠不关心，常常出现多疑、易激动、妄想、错觉及幻觉等症状；有的老人整天无原因傻笑。

⑤行为障碍：老人可出现行为举止的异常，如衣冠不整洁、不合时令，甚至穿着奇装异服；原来很斯文的人开始用脏话骂人；半夜起床，到处乱摸；无目的地在室内来回走动，经常忙忙碌碌，开门、关门或搬东西等；不爱清洁，喜吃脏东西；甚至不知羞耻，暴露性器官；病情较重者，大、小便失禁，生活不能自理。

（2）神经功能障碍

①定向力障碍：对时间、地点和人物的定向能力发生障碍。放物品时不能正确判断应放的位置。早期，在熟悉的环境

中迷路，不认得自己的儿女。中期，甚至在自己家中也发生景象障碍，在养老机构内找不到自己的床位。在日常生活中有明显穿衣困难，拿起衣服不能判断其上下和左右，如穿反鸡心领或裤子，甚至将裤腿当上衣的袖子。

②计算力障碍：计算障碍常在阿尔茨海默病的中期出现，但在早期即可表现出来，如购物不会算账或算错账，严重者连简单的加、减法也不会计算，甚至不认识数字和算术符号。

③思维判断力障碍：对周围事物不能正确判断，如过马路不知避让车子，对电视及报纸内容理解力下降。

④认知障碍：表现为失语、失认、失用、语言单调重复及答非所问等。早期虽有找词困难，但物品命名可能正常。命名受损是阿尔茨海默病早期的敏感指标。随着病情发展，从不常用名词的命名受损开始，发展到对常用物品名称和亲属的名字也出现命名困难。约 1/3 的老人有失认现象，不认识亲人和熟悉朋友的面貌，自我认知受损可产生镜子症。

⑤动作障碍：老人的运动功能早期表现正常，至中期则表现为过度活动的不安。老人表现为丧失已熟悉掌握的技能，如原来会骑车、游泳，病后不会了。严重者不会使用任何工具，甚至不会执筷或用勺吃饭，也不会用牙刷刷牙。常出现脚步不稳，步态狭窄，容易跌倒。

⑥睡眠障碍：睡眠倒错，夜间随意走动，干扰他人，如晚上吵着上班或购物。

●工作程序

1. 日常生活护理

（1）穿着

①衣服按穿着的先后顺序叠放。

②避免太多纽扣，以拉链取代纽扣，以弹性裤腰取代皮带。

③选择不用系带的鞋子。

④选用宽松的内裤，女性胸罩选用前扣式。

⑤说服老人接受合适的衣着，不要与之争执，慢慢给予鼓励，如告诉老人这条裙子很适合她，然后再告知穿着的步骤。

（2）进食

①定时进食，最好是与其他人一起进食。

②如果老人不停地想吃东西，可以把用过的餐具放入洗涤盆，以提醒老人在不久前才进餐完毕。

③老人如果偏食，注意是否有足够的营养。

④允许老人用手拿取食物，进餐前协助清洁双手，亦可使用一些特别设计的碗筷，以减少老人使用的困难。

⑤给老人逐一解释进食的步骤，并作示范，必要时予以喂食。

⑥食物要简单、软滑，最好切成小块。

⑦进食时，将固体食物和液体食物分开，以免老人不加咀嚼就把食物吞下而可能导致窒息。

⑧义齿必须安装正确并每天清洗。

⑨每天安排数次喝水时间，并注意水不可过热。

（3）睡眠

①睡觉前让老人先上洗手间，可避免半夜醒来。

②不要让老人在白天睡得过多。

③给予老人轻声安慰，有助老人入睡。

④如果老人以为是日间，切勿与之争执，可陪伴老人一段时间，再劝说老人入睡。

2. 自我照顾能力的训练

对于轻、中度痴呆老人，应尽可能给予自我照顾的机会，并进行生活技能训练，如反复练习洗漱、穿脱衣服、用餐、入厕等，以增强老人的自尊心。应理解老人的动手困难，鼓励并赞扬其尽量自理的行为。

3. 专人护理

老人完全不能自理时，注意翻身和营养的补充，防止发生感染等并发症及其它意外情况。

4. 用药护理

(1) 全程陪伴：痴呆老人常忘记吃药、吃错药，或忘了已经服过药又过量服用，所以老人服药时必须有人在旁陪伴，帮助老人将药全部服下，以免遗忘或错服。痴呆老人常不承认自己有病，或者因幻觉、多疑而认为给的是毒药，所以他们常常拒绝服药。需要耐心说服，向老人解释，可以将药研碎拌在饭中吃下，对拒绝服药的老人，一定要看着老人把药吃下，让老人张开嘴，看看是否咽下，防止老人在无人看管时将药吐掉。

(2) 重症老人服药：吞咽困难的老人不宜吞服药片，最好研碎后溶于水中服用。昏迷的老人由胃管注入药物。

(3) 观察服药后不良反应：痴呆老人服药后常不能诉说不适，要细心观察老人有无不良反应，及时报告医生，调整给药方案。

(4) 药品管理：对伴有抑郁症、幻觉和自杀倾向的痴呆老人，一定要把药品管理好，放在老人拿不到或找不到的地方。

5. 智能康复训练

(1) 记忆训练：鼓励老人回忆过去的生活经历，帮助其认识目前生活中的人和事，以恢复记忆并减少错误判断；鼓励老人参加一些力所能及的社交活动，通过动作、语言、声音、图像等信息刺激，提高记忆力。对于记忆障碍严重者，通过编写日常生活活动安排表、制定作息计划、挂放日历等帮助记忆。对容易忘记的事或经常出错的程序，设立提醒标志，以帮助记忆。

(2) 智力锻炼：如进行拼图游戏，对一些图片、实物、单

词做归纳和分类，进行由易到难的数字概念和计算能力训练
等。

（3）理解和表达能力训练：在讲述一件事情后，提问让老
人回答，或让其解释一些词语的含义。

（4）社会适应能力的训练：结合日常生活常识，训练老人
自行解决日常生活中的问题。

6. 安全护理

（1）提供较为固定的生活环境：尽可能避免搬家，当老人
要到一个新地方时，最好能有他人陪同，直至老人熟悉了新的
环境和路途。

（2）佩带标志：老人外出时最好有人陪同或佩戴写有老人
姓名和电话的卡片或手环，以助于迷路时被人送回。

7. 心理护理

（1）陪伴关心老人：鼓励家人多陪伴老人，给予老人各方
面必要的帮助，多陪老人外出散步，或参加一些学习和力所能
及的社会、家庭活动，使之消除孤独感、寂寞感，感受家庭的
温馨和生活的快乐。

（2）开导老人：多安慰、支持、鼓励老人，遇到老人情绪
悲观时，应耐心询问原因，予以解释，播放一些轻松愉快的音
乐以活跃情绪。

（3）维护老人的自尊：注意尊重老人的人格；对话时要和
颜悦色，专心倾听，回答询问时语速要缓慢，使用简单、直
接、形象的语言；多鼓励、赞赏、肯定老人在自理和适应方面
做出的任何努力。切忌使用刺激性语言，避免使用呆傻、愚笨
等词语。

（4）不嫌弃老人：要有足够的耐心，态度温和，周到体
贴，不厌其烦，积极主动地去关心照顾老人，以实际行动温暖
老人的心灵。

8. 早期预防

（1）老年痴呆症的预防要从中年开始做起。

（2）积极用脑、劳逸结合，保护大脑，保证充足睡眠，注意脑力活动多样化。

（3）培养广泛的兴趣爱好和开朗性格。

（4）培养良好的卫生饮食习惯，多吃富含锌、锰、硒、锗类的健脑食物，如海产品、贝壳类、鱼类、乳类、豆类、坚果类等，适当补充维生素E，中医的补肾食疗有助于增强记忆力。

（5）戒烟限酒。

（6）尽量不用铝制炊具，经常将过酸过碱的食物在铝制炊具中存放过久，就会使铝渗入食物而被吸收。

（7）积极防治高血压、脑血管病、糖尿病等慢性病。

● **注意事项**

1. 痴呆老人常可发生跌倒、烫伤、烧伤、误服、自伤或伤人等意外，应将老人的日常生活用品放在其看得见、找得着的地方，减少室内物品位置的变动，地面防滑，以防跌伤骨折。

2. 老人洗澡、喝水时注意水温不能太高，热水瓶应放在不易碰撞之处，以防烫伤。

3. 不要让老人单独承担家务，以免发生煤气中毒、或因缺乏应急能力而导致烧伤、火灾等意外。

4. 有毒、有害物品应放入加锁的柜中，以免误服中毒。尽量减少老人的单独行动，锐器、利器应放在隐蔽处，以防痴呆老人因不愿给家人增加负担或在抑郁、幻觉、妄想的支配下发生自我伤害或伤人。

5. 当老人出现暴力行为时，不要以暴还暴，保持镇定，应尝试引开老人的注意，找出导致暴力表现的原因，针对原因采取措施，防止类似事件再发生。如果暴力表现变频，要与医生商量，给予药物控制。

2.7.8 老年退行性骨关节病

●相关知识

1. 概念

退行性骨关节病又称骨性关节炎、老年性骨关节炎、增生性关节炎等。是由于关节软骨发生退行性变，引起关节软骨完整性破坏以及关节边缘软骨下骨板病变，继而导致关节症状和体征的一组慢性退行性关节疾病。骨关节的病理改变表现为透明软骨软化退变、糜烂，然后骨端暴露，并继发滑膜、关节囊、肌肉的变化。此病好发于髋、膝、脊椎等负重关节以及肩、指间关节等，高龄男性髋关节受累多于女性，手骨性关节炎则以女性多见。

2. 观察

（1）关节疼痛

开始表现为关节酸痛，程度较轻，多出现于活动或劳累后，休息后可减轻或缓解。随着病情进展，疼痛程度加重，表现为钝痛或刺痛，关节活动可因疼痛而受限，最后休息时也可出现疼痛。其中膝关节病变在上下楼梯时疼痛明显，久坐或下蹲后突然起身可导致关节剧痛；髋关节病变疼痛常自腹股沟传导至膝关节前内侧、臀部及股骨大转子处，也可向大腿后外侧放射。

（2）关节僵硬

关节活动不灵活，特别在久坐或清晨起床后关节有僵硬感，不能立即活动，要经过一定时间后才感到舒服。这种僵硬和类风湿性关节炎不同，时间较短暂，一般不超过30分钟。但到疾病晚期，关节不能活动将是永久的。

（3）关节内卡压现象

当关节内有小的游离骨片时，可引起关节内卡压现象。表现为关节疼痛、活动时有响声和不能屈伸。膝关节卡压易使老年人摔倒。

（4）关节肿胀、畸形

膝关节肿胀多见，因局部骨性肥大或渗出性滑膜炎引起，严重者可见关节畸形、半脱位等。手关节畸形可因指间关节背面内、外侧骨样肿大结节引起，位于远端指间关节者称"Heberden 结节"，位于近段指间关节者称为"Bouchard 结节"，部分老人可有手指屈曲或侧偏畸形，第一腕掌关节可因骨质增生出现"方形手"。

（5）功能受限

各关节可因骨赘、软骨退变、关节周围肌肉痉挛及关节破坏而导致活动受限。此外，颈椎骨性关节炎脊髓受压时，可引起肢体无力和麻痹，椎动脉受压可致眩晕、耳鸣以至复视、构音或吞咽障碍，严重者可发生定位能力丧失或突然跌倒。腰椎骨性关节炎腰椎管狭窄时，可引起下肢间歇性跛行，也可出现大、小便失禁。

●工作程序

1. 一般护理

（1）患退行性关节炎的老人急性发作期限制关节的活动，一般情况下应以不负重活动为主，因为规律而适宜的运动可有效预防和减轻病变关节的功能障碍。

（2）对肥胖老人更应坚持运动锻炼，选择运动量适宜、能增加关节活动的运动项目，如游泳、做操、打太极拳等。

（3）注意调节饮食，减少高脂、高糖食品的摄入，从而达到减肥的目的。

（4）多做关节部位的热敷，如热水泡洗、桑拿。避免从事可诱发疼痛的工作或活动，如长期站立等，减少爬山、骑车等剧烈活动，少做下蹲动作。

2. 减轻疼痛

对患髋关节骨关节炎的老人来说，减轻关节的负重和适当休息是缓解疼痛的重要措施，可手扶手杖、拐、助行器站立或行走。疼痛严重者，可采用卧床牵引限制关节活动。膝关节骨关节炎的老人除适当休息外，可通过上下楼梯时扶扶手、坐位站起时手支撑扶手的方法减轻关节软骨承受的压力，膝关节积液严重时，应卧床休息。另外，局部理疗与按摩综合使用，对任何部位的骨关节炎都有一定的镇痛作用。

3. 功能锻炼

通过主动和被动的功能锻炼，可以保持病变关节的活动，防止关节粘连和功能活动障碍。不同关节的锻炼根据其功能有所不同：

（1）髋关节：早期进行踝部和足部的活动锻炼，鼓励老人尽可能做股四头肌的收缩，除去牵引或外固定后，床上练髋关节的活动，进而扶拐下地活动。

（2）膝关节：早期进行股四头肌的伸缩活动的锻炼，解除外固定后，再练伸屈及旋转活动。

（3）肩关节：练习外展、前屈、内旋活动。

（4）手关节：主要锻炼腕关节的背伸、掌屈、桡偏屈、尺偏屈。

4. 增强自理

对于活动受限的老人，应根据其自身条件及受限程度，运用辅助器具或特殊的设计以保证或提高老人的自理能力。如：门及过道的宽度需能允许轮椅等辅助器通过；室内地板应避免有高低落差的情形，地板材质应以防滑为重点；过道、楼梯、厕所、浴缸外缘都应加装扶手；床的高度应保证双脚能着地；

衣柜门的开法及柜的深度应能使老人易接近且方便取物；对于使用拐杖者要格外注意桌椅是否有滑动的情形。

5. 用药护理

如关节经常出现肿胀，不能长时间活动或长距离行走，X光片显示髋股关节面退变，则可在物理治疗的基础上加药物治疗。常用药物有非甾体抗炎药、氨基葡萄糖、抗风湿药，用药期间应加强临床观察，注意监测 X 光片和关节积液。

6. 手术护理

对症状严重、关节畸形明显的晚期骨关节炎老人，多行人工关节置换术。术后护理因不同部位的关节而有所区别。髋关节置换术后患肢需皮牵引，应保持有效牵引，同时要保证老人在牵引状态下的舒适和功能。膝关节置换术后患肢用石膏托固定，应做好石膏固定及患肢的护理。

7. 心理护理

首先，要为老人安排有利于交际的环境，如床距窗户较近，窗户的高度较低，房间距老人活动中心较近等，增加其与外界环境互动的机会；其次，主动提供一些能使老人体会到成功的活动，并对其成就给予诚恳的鼓励和奖赏，加强老人的自尊，增强其自信心；再次，为老人分析导致无能为力的原因，协助老人使用健全的应对技巧，鼓励学会自我控制不良情绪都是切实可行的措施。

●注意事项

1. 养老护理员注意老人的关节防潮保暖，防止关节受凉受寒。

2. 指导老人尽量应用大关节而少用小关节，如用屈膝屈髋下蹲代替弯腰和弓背；用双脚移动带动身体转动代替突然扭转腰部；选用有靠背和扶手的高脚椅就坐，且使膝髋关节呈直角。

3. 老人枕头高度不超过 15 厘米，保证肩、颈和头同时枕于枕头上。

2.7.9 老年骨质疏松症

●相关知识

1. 概念

骨质疏松症是一种以低骨量和骨组织微结构破坏为特征，导致骨质脆性增加和易于骨折的代谢性疾病。骨质疏松症可分为原发性和继发性两类。老年骨质疏松症属于原发性骨质疏松症 II 型，是机体衰老在骨骼方面的一种特殊表现，也是使骨质脆性增加，导致骨折危险性增大的一种常见病。

2. 临床特点

（1）骨痛和肌无力是出现较早的症状，表现为腰背疼痛或全身骨痛，疼痛为弥漫性，无固定部位，在劳累或活动后加重，负重能力下降或不能负重。

（2）身长缩短。骨质疏松非常严重时，可因椎体骨密度减少，导致脊椎椎体压缩变形，每个椎体缩短 2 厘米，身长平均缩短 3～6 厘米，严重者伴有驼背。

（3）骨折为导致老年骨质疏松症老人活动受限、寿命缩短的最常见和最严重的并发症。常因轻微活动或创伤诱发，如打喷嚏、弯腰、负重、挤压或摔倒等。多发部位老年前期以桡骨远端最为多见，老年期以后以腰椎和股骨上端多见。脊椎压缩性骨折可导致胸廓畸形，使肺活量、肺最大换气量下降，心血管功能障碍，引起胸闷、气短、呼吸困难，甚至有发绀等表现。

●工作程序

1. 休息与活动

根据每个人的身体状况，制定不同的活动计划。对能活动的老人，每天进行适当的体育活动以增加和保持骨量；对因为疼痛活动受限的老人，指导老人维持关节的功能位，每天进行关节的活动训练，同时进行肌肉的等长、等张收缩训练，以保持肌肉的张力。对因为骨折而固定或牵引的老人，要求每小时尽可能活动身体数分钟，如上下甩动臂膀、扭动足趾，做足背屈和跖屈等。

2. 营养与饮食

提供老人每天的饮食计划单，学会各种营养素的合理搭配，尤其要指导老人多摄入含钙及维生素 D 丰富的食物。

与骨营养有关的每日营养素的供应量为：蛋白质 60～70克，胆固醇＜300 毫克，蔬菜 350～500 克，维生素 A800 微克，维生素 D10 微克（400IU），维生素 E15 毫克，维生素 C60 毫克，钙 800 毫克（钙与磷的比例为 1∶1.5），食盐＜5 克，铁12 毫克，锌 15 毫克。特别要鼓励老人多摄入含钙和维生素 D丰富的食物，含钙高的食品有牛奶、乳制品、大豆、豆制品、芝麻酱、海带、虾米等，富含维生素 D 的食品有禽、蛋、肝、鱼肝油等。

3. 减轻或缓解疼痛

骨质疏松引起疼痛的原因主要与腰背部肌肉紧张及椎体压缩性骨折有关，故通过卧床休息，使腰部软组织和脊柱肌群得到松弛可显著减轻疼痛。休息时应卧于加薄垫的木板或硬棕床上，仰卧时头不可过高，在腰下垫一薄枕。必要时可使用背架、紧身衣等限制脊柱的活动度。也可通过洗热水浴、按摩、擦背以促进肌肉放松。同时，音乐治疗、暗示疏导等方法对缓解疼痛也是很有效的。对疼痛严重者可遵医嘱使用止痛剂、肌肉松弛剂等药物，对骨折者应通过牵引或手术方法最终缓解疼痛。

4. 预防并发症

尽量避免弯腰、负重等行为，同时为老人提供安全的生活环境或装束，防止跌倒和损伤，指导老人选择舒适、防滑的平底鞋，避免摔倒。日常用品放在容易取到之处。对已发生骨折的老人，应每 2 小时翻身一次，保护和按摩受压部位，指导老年人进行呼吸和咳嗽训练，做被动和主动的关节活动训练，定期检查防止并发症的出现。

5. 用药护理

（1）老人服用可咀嚼的片状钙剂，且应在饭前 1 小时及睡前服用，钙剂应与维生素 D 同时服用。

（2）使用钙制剂：如碳酸钙、葡萄糖酸钙等，注意不可与绿叶蔬菜一起服用，防止因钙螯合物形成降低钙的吸收，使用过程中要增加饮水量，通过增加尿量减少泌尿系统结石形成的机会，并防止便秘。

（3）使用降钙素时要观察有无低血钙和甲状腺功能亢进的表现，在服用维生素 D 的过程中要监测血清钙和肌酐的变化，对使用雌激素的老年女性，应详细了解家族中有关肿瘤和心血管方面的病史，严密监测子宫内膜的变化，注意阴道出血情况，定期做乳房检查，防止肿瘤和心血管疾病的发生。

6. 心理护理

与老人倾心交谈，鼓励其表达内心的感受，明确老人忧虑的根源。指导老年人穿宽松的上衣掩盖形体的改变，也可穿背部有条纹或其他修饰的衣服改变人的视觉效果。强调老人在资历、学识或人格方面的优势，使其认识到个人的力量，增强自信心，逐渐适应形象的改变。

●**注意事项**

1. 老人每日适当的运动和户外日光照晒，可预防骨质疏松的发生。

2. 日常生活中，防止跌倒，避免过度用力，也可通过辅助工具协助完成各种活动。

2.7.10 痛风

●相关知识

1. 定义：痛风为嘌呤代谢紊乱和（或）尿酸排泄障碍所致血尿酸增高的一组代谢性疾病。

2. 分期

（1）无症状期（无症状高尿酸血症）

①仅有血尿酸持续性或波动性增高。

男性和绝经后女性的血尿酸大于 420 微摩/升，绝经前女性的血尿酸大于 350 微摩/升，称为高尿酸血症。

②从血尿酸升高至症状出现的时间可长达数年至数十年，有些可终身不出现症状。但随着年龄的增长出现痛风的机率增加。

③痛风症状的出现与高尿酸血症的水平和持续时间有关。

（2）急性关节炎期（急性痛风性关节炎）

急性关节炎期是痛风的首发症状。

①急性发作性关节剧烈疼痛：常午夜起病，因疼痛而惊醒，突然发作下肢远端单一关节红、肿、热、剧痛和功能障碍，大多 24 小时内症状达到高峰。

②部位：最常见为第一跖趾关节，其他部位依次为足背（跗跖）＞踝＞膝＞指＞肘等关节。

③急性期缓解之后，老人全无症状，称为间歇期。此期可持续数月或数年。少数老人仅有一次单关节炎，以后不再发作，但大多数老人在一年内复发。随着病情的延长，发作次数频繁，受累关节增多，疼痛时间延长，缓解速度减慢。

（3）痛风石及慢性关节炎期（慢性痛风性关节炎）

痛风石是痛风的一种特征性损害。

①痛风石：尿酸盐反复沉积可使局部组织发生炎症、坏死，促使上皮细胞、巨噬细胞及纤维组织增生，形成结节，这种内含有尿酸盐结晶的结节称之为痛风石。

②痛风石可以存在于任何肌腱和关节周围组织。一般以耳轮、跖趾、指间和掌指等处多见。痛风石大小不一，小的米粒大，大的乒乓球大。

（4）肾脏病变（痛风性肾病、尿酸结石、急性尿酸性肾病）

尿酸盐沉积在肾组织引起慢性进行性间质性肾炎，可导致肾小管萎缩、变性、纤维化及硬化。这种病理征象在肾髓质和锥体部尤为明显，称之为痛风性肾病，又称尿酸盐肾病。

3. 老人痛风的特点：老人急性痛风关节炎发作时，疼痛症状较轻，发病比较缓慢，关节症状消退也比较缓慢，有些老人可能同一关节中同时存在痛风和骨关节两种病变。

4. 观察

（1）观察关节有无红、肿、热、痛。

（2）观察疼痛的部位、性质和程度。

（3）观察关节有无活动受限。

（4）观察耳轮、跖趾、指间和掌指有无痛风石。

（5）观察小便色泽、量是否正常。

●工作程序

1. 急性发作期要督促老人注意卧床休息，抬高患肢。

2. 关节疼痛缓解 72 小时后，方可恢复活动。

3. 督促及帮助老人调节饮食，限制蛋白质摄入量，避免进食高嘌呤饮食，如心、肝、肾、骨髓等动物内脏及海味食物。

4. 督促老人多饮水，每日尿量应达到 2000 毫升以上，有利于尿酸排泄，防止尿酸在肾脏沉积。戒酒。

5. 老人避免过度劳累、紧张、受寒及关节外伤。

6. 痛风老人多并有高血压病、冠心病及肾病变等，应限制每日钠盐摄入。

●**注意事项**

1. 服用治疗痛风的药物后均会出现不同程度的消化道反应，如胃肠出血、腹泻等。故养老护理员须仔细观察用药后的反应，发现不适及时与医护人员联系。

2. 用药必须从小剂量开始，病情缓解后及时配合医生予以减量或停药。

2.8 本章复习题

1. 外用药给药方法及操作流程是什么？
2. 各种外用药给药的注意事项有哪些？
3. 吸入法给药的操作流程是什么？
4. 测量体温、脉搏、呼吸、血压的操作流程是什么？
5. 测量体温、脉搏、呼吸、血压的注意事项有哪些？
6. 濒危老人生命体征观察的相关知识有哪些？
7. 清洁、消毒、灭菌、隔离、无菌技术、传染病、终末消毒的概念是什么？
8. 如何做好老人及其用物的终末处理？
9. 消毒的注意事项有哪些？
10. 湿热敷及热水坐浴的操作流程是什么？
11. 温水擦浴操作流程是什么？
12. 护理记录的种类有哪些？
13. 外伤止血处理的工作程序有哪些？

14. 老人发生噎食应如何处理？

15. 心肺复苏术的操作流程是什么？

16. 心肺复苏术操作的注意事项有哪些？

17. 高血压病的护理工作程序有哪些？

18. 脑退化症的护理工作程序有哪些？

19. 冠心病的工作程序有哪些？

20. 如何对患脑中风的老人进行康复训练？

第三章 康复护理

【综论】

随着年龄的增加，老人机体各系统的生理功能会有不同程度降低而容易导致疾病的发生，他们和儿童一样比成年人更需要呵护，无论从疾病的治疗、预防，健康的维护，心理的支持，还是生活自理能力的获得等，都离不开康复治疗与护理。康复护理有助于老人生活自理能力的维持，预防疾病及并发症。闲暇娱乐活动，对改善老人身心健康，提高生活质量有积极的作用。因此，养老护理员对老人积极做好康复护理，开展健身娱乐活动，配合专业康复治疗非常重要。

本章重点介绍肢体被动运动技巧，老人康复常用作业疗法，日常生活能力训练项目、技巧，适宜老人的健身活动，健身器材的使用常识及适宜老人常用的闲暇娱乐活动。预防运动康复中的伤害知识。以促进老人的身体康复、身心健康，提高老人的生活质量。

养老护理员通过本章节学习，能了解肢体康复的相关知识，配合医护人员帮助老人进行肢体被动活动；能配合医护人员开展常用的作业疗法；能指导和训练老人独立完成日常生活动作；能指导老人应用各类健身器材开展，开展组织日常闲暇娱乐活动。

3.1　肢体康复

3.1.1　肢体的被动运动

●相关知识

1. 运动肌的分类

（1）形状分类：根据肌肉的外形轮廓可以分为长肌、短肌、轮匝肌和阔肌四类。

（2）肌肉头数目分类：单头肌、二头肌、三头肌和四头肌。

（3）肌纤维排列方向分类：肌纤维与腱的方向呈锐角斜行排列称羽状肌，又可分为半羽肌、羽状肌及多羽状肌。

2. 运动肌的理化特性

（1）兴奋性和收缩性：肌肉的兴奋性和收缩性表现为在刺激的作用下能发生兴奋，产生缩短的反应。兴奋性和收缩性是紧密联系而又互不相同的两种基本特性。

（2）伸展性和弹性：肌肉的伸展性是指肌肉在放松状态下，受到外力作用时长度延伸的能力；肌肉的弹性是指外力去除后，肌肉恢复原来长度的能力。

3. 关节的基本构造与功能（见图 3-1）

（1）关节面：是参与组成关节的各相关骨的接触面，关节面上有关节软骨覆盖，可减少关节面的摩擦，缓冲震荡和冲击。

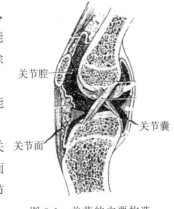

图 3-1　关节的主要构造

（2）关节囊：包裹关节周围的结缔组织囊，使关节腔封闭。其外层为纤维，内层为滑膜。滑膜具有分泌滑液的功能，可增加润滑，且是关节软骨、半月板等新陈代谢的重要媒介。

（3）关节腔：为关节囊滑膜层和关节面共同围成的密闭腔隙，腔内有少量滑液，呈负压，对维持关节稳固有一定的作用。

4．关节的辅助结构（见图 3-2）

（1）关节韧带：由致密的结缔组织构成，可增加关节的稳固性和限制关节的运动。

（2）关节盘：指位于两骨关节面之间的纤维软骨，其周缘附于关节囊，将关节腔分为两部分，关节盘使关节面更为适应，增加关节稳固性和运动的多样性。

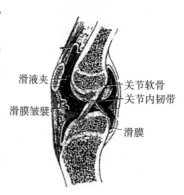

图 3-2　关节的辅助结构

（3）关节唇：关节唇是附于关节窝周缘的纤维软骨环，它加深关节窝，增大关节面，增加关节稳固性。

（4）滑膜皱襞：使关节腔隙内，可吸收部分振动和撞击力。

（5）滑液囊：在滑动的肌腱与骨之间，可减少摩擦。

5．关节的功能

（1）屈伸功能：使关节两端肢体趋于呈一直线的运动为伸，使两端肢体间夹脚减小的运动为屈，在肩、髋、躯干侧向前运动为屈，向后运动为伸。

（2）内收、外展运动：做离开身体正中线（肩、髋）或肢体正中线（指、趾）的运动为外展，向反方向为内收。

（3）旋转运动：肢体向内转动为旋内，向外转动为旋外。

（4）环转运动：肢体由前屈位到外展位、后伸位，再回到前屈位或经过相反连续运动称环转。前者称为向后转，后者称为向前环转。

6. 关节活动障碍的原因

关节活动障碍在老人中极为常见，可由疾病及生理性退化原因引起，包括肢体滞动、神经损伤、肌肉肌腱挛缩等，都可引起关节韧带挛缩及关节内外粘连，导致关节活动度受限。

7. 肢体被动运动

被动运动是指运动时老人肢体处于放松状态，无用力与肌肉收缩，由外力完成整个运功过程。作用是预防挛缩和粘连的形成，保持肌肉休息状态的长度，刺激伸曲反射，增强本体感，为主动运动做准备。

（1）特点：被动运动是对关节活动度进行练习的常用方法，通过利用反复多次或持续一定的时间牵引，牵拉已经挛缩粘连的纤维组织产生更多的延长。其特点是较主动运动有力，活动幅度大并可作短时的维持。

（2）应用范围：被动运动可用于肩、肘、腕、髋、膝、踝等关节的功能障碍康复，特别是关节内骨折切开复位内固定手术之后。也可用于创作性关节炎、肩周炎、类风湿性关节炎、关节软骨损伤等患者。

（3）作用：被动运动可有效防止关节挛缩、粘连；改善局部血液、淋巴循环，减轻局部疼痛，促进水肿消退；促进关节内软骨、韧带和肌腱的再生与修复，促进骨折端骨痂形成和钙化，避免因固定所致的肌肉萎缩和废用性骨质疏松的发生。最终目的是配合肌肉功能训练等其他康复治疗，促进肢体功能的恢复。

●工作程序

1. 肩关节活动障碍的被动运动

（1）肩关节屈伸运动

仰卧位。两臂自然置于体侧，养老护理员站在老人患侧肢体处。一手握住患肢肘部，另一手握住腕部，将患臂经体前在关节活动的可能范围内移至头部即为屈曲，恢复原位即为伸。上述动作可反复 10 次左右（老人侧卧时可做后伸，见图 3-3）。

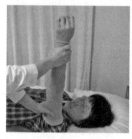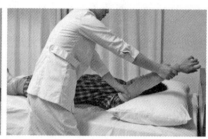

图 3-3　肩关节屈伸运动

（2）肩关节外展、内收运动

外展、内收：老人取仰卧位，肩位于床沿，上肢外展90°。养老护理员站在老人患肢侧及外展的上肢之间。一手置于患肢的肘部，另一手握住腕部，屈肘经侧方将患臂置于头侧为外展，恢复原位为内收。

水平位的外展和内收：患者仰卧位于床沿，护理员站在患侧肢，面向老人头部，养老护理员的手握法同上，开始为老人屈曲或外展，向老人身体内侧运动超过身体中线为内收，水平向外运动为外展。

上述动作可反复各 10 次左右（见图 3-4）。

（3）肩关节内、外旋运动

老人取仰卧位。养老护理员的位置和手与屈曲位相同。患侧肩外展、肘关节屈曲，将前臂转向患者足方为内旋，旋向头方即为外旋。上述动作可反复 10 次左右（见图 3-5）。

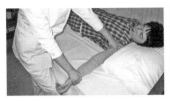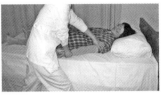

图 3-4　肩关节外展、内收运动

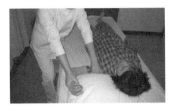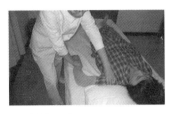

图 3-5　肩关节内、外旋运动

2. 肘关节活动障碍的被动运动

（1）肘关节屈伸运动

老人取仰卧位。养老护理员站在老人患肢侧。将患侧上肢自然放在其身旁，手掌向上。一手握住患侧上肢的肘后部，另一手握住患侧上肢的手腕部处，将患侧肘关节做屈曲和伸直的运动，上述动作可反复 10 次左右（见图 3-6）。

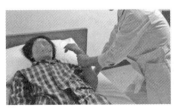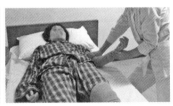

图 3-6　肘关节伸、屈运动

（2）肘关节旋转运动

老人取仰卧位。养老护理员站在老人患肢侧。将患侧肘关节屈曲成直角。一手托住患侧肘后部，另一手握住患侧手腕处，做前臂由内向外的转动，上述动作可反复 10 次左右。养老护理员可将两掌置于前臂远端近腕关节处，做轻柔的搓动或滚动的运动，但注意手掌用力不能作用于腕关节，旋力只作用于肘关节（见图 3-7）。

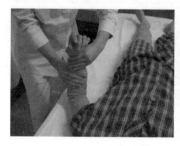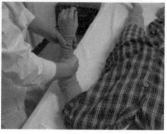

图 3-7　肘关节外旋、内旋运动

3. 腕关节活动障碍的被动运动

老人取仰卧位。养老护理员站在老人患肢侧。一手固定前臂远端近腕关节处，另一手握住腕关节远端的手指，进行腕关节的屈伸，桡尺侧屈及旋转等运动，运动时保持患者手腕、手指充分放松。上述动作可反复 20 次左右（见图 3-8）。

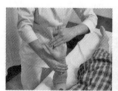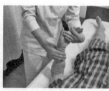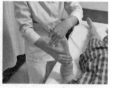

腕关节屈伸　　　　　腕关节尺屈　　　　　腕关节桡屈

图 3-8　腕关节伸、屈、尺屈、桡屈运动

4. 指掌关节活动障碍的被动运动

老人取仰卧位或坐位。养老护理员站在老人患肢侧。将四手指置于患肢侧手掌中，拇指在手掌背侧，进行掌骨间的挤压

以达到掌弓再变平，也可用两手分别握住患肢掌手背侧掌骨的内外侧，进行窝掌练习，即挤压掌骨而增大掌弓。上述动作可反复 20 次左右（见图 3-9）。

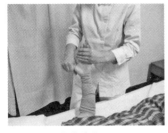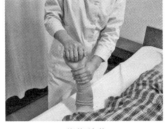

指掌关节　　　　　　　　　　　指指关节

图 3-9　指掌关节运动

5. 手指关节活动障碍的被动运动

老人取仰卧位或者坐位。养老护理员站在老人患肢侧。一手将患侧手掌充分固定，另一手握住患侧单个或几个手指，进行屈伸和内收、外展练习。上述活动可反复 20 次左右。

6. 髋、膝关节活动障碍的被动运动

（1）髋、膝关节屈伸被动运动

老人取仰卧位。养老护理员站立于老人患侧下肢旁。一手托住患侧下肢膝盖，另一手放在患侧踝关节处，然后用托住踝关节的手将老人患侧下肢做屈伸和伸直的动作。上述动作可反复 10 次左右。操作结束后，按摩老人患侧肢体，使其放松，休息片刻扶助起床（见图 3-10）。

（2）髋关节内、外旋被动运动

老人取仰卧位。养老护理员站在老人患侧下肢处。一手扶于患侧膝关节，另一手扶于患侧踝关节，双手同时使患侧下肢向内侧转动，即髋关节内旋。再使患侧下肢向外侧转动，即髋关节外旋。上述动作反复 10 次左右（见图 3-11）。

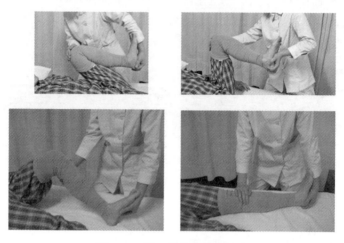

图 3-10　髋、膝关节屈伸运动

（3）髋关节外展、内收运动

老人取仰卧位。养老护理员站在老人患侧下肢处。一手托住患侧膝关节后侧托住大腿，另一手托住老人踝关节，双手同时使患侧下肢向外展至最大位，再内收还原。上述动作可反复 10 次左右（图 3-12）。

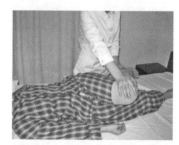

图 3-11　髋关节内、外旋运动

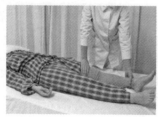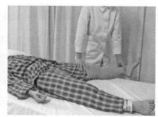

图 3-12　髋关节外展、内收运动

7. 踝关节活动障碍的被动运动

（1）踝关节的跖屈、背伸运动

老人取仰卧位。养老护理员站在老人患足外侧。一手握住足背部，另一手托住足跟，握住足背部的手做推压动作，完成踝关节跖屈运动。然后一手握住踝关节上方，另一手托住足跟牵拉足跟部，同时利用前臂屈侧推压足底，完成踝关节屈曲运动（见图 3-13）。

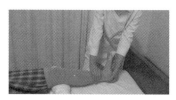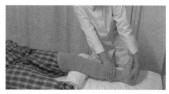

图 3-13　踝关节的跖屈、背伸运动

（2）踝关节的内、外翻运动

老人取仰卧位。养老护理员站在老人患足外侧。一手握住患足踝关节上方，另一手用拇指和其余四指分别握住患侧足底近足趾部，完成踝关节的内、外翻运动。上述动作反复20次左右。

（3）足趾的屈、伸运动

老人取仰卧位。养老护理员站在患侧。一手握住患侧足踝关节上方，另一手握住患侧足趾部，完成足趾的屈、伸运动。上述动作反复20次左右（见图 3-14）。

●注意事项

1. 运动顺序从大到小，即从大关节开始，逐渐到小

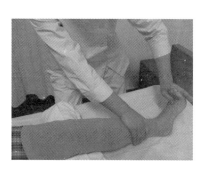

图 3-14　足趾的屈、伸运动

关节。先从简单的动作开始，从肢体的近端做至远端，动作注意节律性，逐级训练。但是如果老人肢体有肿胀，建议从肢体的远端向近端进行被动运动（以上肢为例，按手指关节→腕关节→肘关节→肩关节的顺序进行），这样有利于刺激神经恢复。骨质增生老人的肢体被动运动的顺序因病情而异。

2. 运动幅度从小到大，以不引起疼痛为限度。避免用力牵扯或大幅度动作。逐步增加被动活动的幅度和范围。每个动作应重复 10 次左右，每日至少进行 2 次以上，并要持之以恒。

3. 各种被动运动同时，对肢体的肌肉进行按、揉、搓，使肌肉充分被动活动。

4. 尽可能地保持肢体的功能位置。如静卧时足与小腿保持 90°角，以防止足下垂。

5. 被动运动前可先做减轻肌张力训练，如促通技术，也就是拍打拮抗肌群和温热疗法、推拿、药物减张（首选巴氯芬类，不可突然停药，防止反弹）等。

6. 鼓励老人主动配合运动，如用健侧肢体带动患侧肢体。

3.1.2　作业治疗

● 相关知识

1. 作业疗法的概念

作业疗法（OT）是应用于日常生活有关的各种作业活动或工艺过程。是针对老年人的功能障碍，从日常生活活动、手工操作劳动或文体活动中，选出一些针对性强、能恢复其功能和技巧的作业，让老人按照指定的要求进行训练，以逐步复原其功能的方法。

2. 作业治疗的作用

（1）帮助老人恢复正常、健康、有意义的生活方式和生活自理能力。

（2）使老人掌握日常生活技能，能适应居家条件下的生活。

（3）提高老人对外界环境的适应力，鼓励老人参与娱乐、社会活动等。

3. 作业治疗的内容

（1）上下肢功能训练：包括增强肌肉力量和协调性，改善关节活动度，增大关节活动范围，减轻疼痛，增强耐力和协调性的训练，改善肢体功能更好地完成日常生活动作。

（2）感知训练：包括触觉、实体感、本体感、感觉运动觉的训练。

（3）认知训练：包括注意力、记忆力、理解力、判断力、组织能力等训练。通过各种训练，调节老人的情绪，增强生活的信心。

（4）日常生活的训练：如穿衣、翻身、进食、个人卫生、入厕等。训练伤、病、残的老人用新的生活方式完成日常活动，提高老人生活自理能力。

（5）生活自助具的使用：当老人完成日常生活动作有困难时，如梳妆、穿鞋、进食等，指导他们借助自助具完成日常生活动作。

（6）其他：如职业技巧、工艺、园艺训练、游戏训练等。

● 操作流程

1. 日常生活活动训练

（1）进食、进水训练

①进食时的最佳体位：进食前使老人保持轻松、愉快情绪15～30分钟，然后让老人坐直（坐不稳时可使用靠背架），身体靠近餐桌，或头稍前倾45°左右，这样使在进食时食物由健侧咽部进入食道或可将头部轻转向瘫痪侧90°，使

健侧咽部扩大便于食物进入。有偏瘫者将患手的手掌向下放在桌面上。

②食物选择：根据老人饮食特点、习惯及吞咽障碍的程度，选择易被老人接受的食物，由营养食堂配以鲜牛奶、蔬菜汁和果汁等。将食物制成冻状或糊状以便进食。

③协助进食：对偏瘫、关节活动受限、手指不灵活、丧失抓握能力、协调性差的老人，协助其坐在桌前。用健侧手使用饭勺、叉或筷子进食，患手具有一定功能的偏瘫者，可用患侧手辅助固定饭碗。

④进食、饮水顺序：杯中倒入适量的温水，置于适当位置；单手或双手伸向茶杯，端起后送至嘴边；微微提高茶杯，将少许温水倒入口中，含唇，咽下；重复后面三个动作至饮完。

⑤训练用具：改进进食用具，如在饮食器具上增设把手、延长、加粗叉、勺把手，或将叉、勺固定在手上。为防止餐具在桌面上滑动，可对餐具进行合理改造。如碗底加宽、垫以湿毛巾、装上防滑橡皮垫；若老人难于端起茶杯，改用塑料吸管等（见图3-15）。

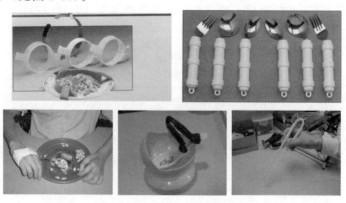

图 3-15　日常生活训练用具

（2）穿衣服的训练

①穿、脱衣服

◆穿套头衫：衣服背朝上摆好→将患侧手放入衣袖→向上拉→健侧手插入衣袖→健侧手将衣服拉到肩部→把头套入，整理衣服。

◆脱套头衫：用健侧手将衣服后领向上拉→退出头→退下肩→退出健侧手→健侧手把患侧衣领退下（见图3-16）。

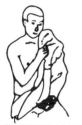
①患侧手穿上袖子
一直到肩部

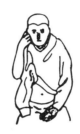
②套在头部穿上

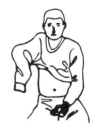
③再将健侧手通过袖子

图3-16　穿脱套头衫

◆穿开衫：衣服里朝上摆好→穿患侧衣袖→把衣领拉到肩部→衣领拉到健侧→穿健侧衣袖→整理衣服，系纽扣。

◆脱开衫：脱患侧的肩→脱健侧整个衣袖→脱下患侧衣袖（见图3-17）。

◆床上穿裤子：穿患侧腿→穿健侧腿→躺下用健侧腿支撑将臀部抬起→提上裤子→用健侧手系腰带（见图3-18）。

◆坐椅子穿裤子：将患侧腿搭在健侧腿上→穿患侧腿→穿健侧腿→用健侧手提裤腰站起→系好裤带（见图3-19）。

◆脱裤子：先脱健侧，再脱患侧。

②穿脱鞋、穿袜

◆坐位时穿鞋、穿袜：老人坐在椅子上或床边，健侧手放于患侧腘窝处，抬起患侧腿放在健侧腿上，用健侧手为患侧脚

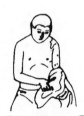
①先穿患肢

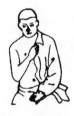
②穿到肩部，将袖口提到肘部

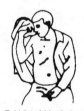
③健侧手转到后面穿上袖子

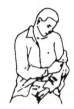
①先脱患侧的肩部

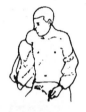
②再脱健侧肩部此时上衣襟脱到臀部

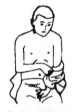
③脱出健侧手继而再出患侧手

图 3-17　穿、脱开襟衫

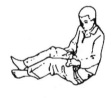
①伸腿坐位穿上裤子

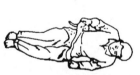
②取右上侧卧位，将右侧裤子提起

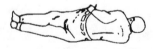
③再转身成左上侧卧位，将左侧裤子提起，交替的反复，将裤子提到腰部

图 3-18　床上穿裤子

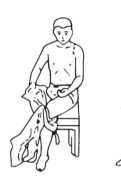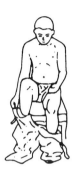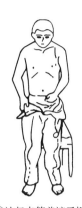

①将患侧腿放在健侧腿上　　②再套上健侧腿　　③站起来等着裤子提起来

图 3-19　坐椅子穿裤子

穿鞋、穿袜。放下患腿，重新转移到患侧，将健侧腿放在患侧腿上，再穿好健侧的鞋、袜（见图 3-20）。

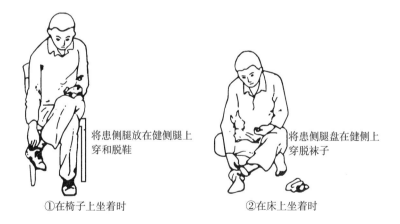

将患侧腿放在健侧腿上
穿和脱鞋

将患侧腿盘在健侧上
穿脱袜子

①在椅子上坐着时　　　　　　②在床上坐着时

图 3-20　穿脱袜子、鞋

◆脱鞋、袜的顺序相反，鞋的大小松紧要合适，不穿系带鞋，鞋底要防滑。

◆床上穿鞋、穿袜：老人坐在床上，双腿屈曲，用健手穿脱鞋、袜。

◆自助穿鞋器的使用：将鞋拔子固定在棍子的一端，就可制成一个简易的穿鞋器。穿鞋时，把鞋拔子置于鞋子后跟处，把脚伸进鞋里后，提起棍子，即可把鞋子穿上。此方法适用于无法弯腰的老人。

◆自助穿袜器的使用：用一张稍薄的硬纸板，按鞋的大小卷成半圆长筒状，一端的两侧分别系一根长带子，就可制成一个简易的穿袜器。穿袜时，先将袜子套在穿袜器上，再将脚插入长筒内，然后牵拉两侧带子，拉出穿袜器，即可穿上袜子。

2. 个人生活卫生活动的训练

（1）洗脸：（老人可用单手完成此项训练）老人取坐位，养老护理员指导老人在水盆内放入温水，将毛巾置入盆内。然后老人把毛巾拿起绕在水龙头上用单手拧干后擦脸（见图 3-21）。

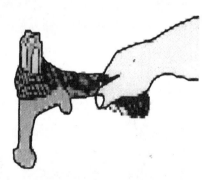

图 3-21 单手拧干毛巾

（2）洗澡

①老人坐在洗澡椅上，养老护理员指导或帮助老人先打开冷水水龙头，再打开热水水龙头，调节水温至合适。教老人健侧手拿毛巾，涂上沐浴液后擦身，或用长柄的海棉刷擦背。

②养老护理员帮助老人用温水冲洗干净后扶老人站起，擦干身体。

③擦干身体时，可指导老人将毛巾压在腿下或夹在患侧腋

下，用健手拧干后擦身（见图 3-22）。

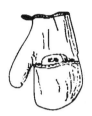

1.洗澡用手套
用毛巾做成手套，两面都做成
口袋，装上肥皂沾上水来洗。
手腕部有一套，可脱下来后挂
在钉子上

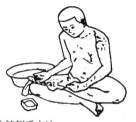

2.洗健侧手方法
将毛巾放在大腿上，涂上肥皂，
将健侧手在毛巾上来回搓，可以
洗至上臂。将健侧的膝部立起来
则更为容易

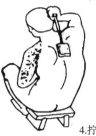

3.洗背部的方法
使用浴刷，没有浴刷时可用带
柄的刷子涂上肥皂使用

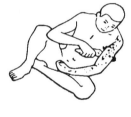

4.拧毛巾的方法
夹在腋下或用患侧手握住或是缠在患侧腕上
来拧，洗脸时的方法也适用

图 3-22　洗澡

3．家务活动训练

（1）做饭及清洗餐具的训练

①老人平衡功能受影响时，取坐位进行厨房里的各种工作，如用膝关节固定物品；通过滑动挪动锅、壶等厨具，而不是采用端、提等动作。

②自助用具：改造的切菜板（可以在切菜板上安装各种类型的刀片或钉子，患者可以用一只手完成土豆、萝卜等蔬菜、苹果等水果的剥皮、切片和切丝等加工）；海绵、湿毛巾或吸

盘（固定碗、盘子、盆、锅、壶等）。

③自助单手操作用具：开瓶器（可使用电动的罐头开启器或将开瓶器、开罐器安装在厨房桌边，患者一只手就可以开瓶、开罐）；电器（如搅拌器、食品加工器）；前后滚动式刀具。

（2）单手打鸡蛋的训练

教老人在手掌中轻轻抓住鸡蛋，用其中心部敲碗边将蛋打破，再用拇指和食指分开蛋清和蛋壳。

（3）单手扫地、拖地的训练

①单手扫地、拖地的训练方法：用长把扫帚和有把的簸箕。指导或帮助老人用患侧肢体和躯干夹住簸箕。然后用健侧手持扫帚将垃圾扫入簸箕。

②拖地时，先把拖把杆固定在臂下，然后指导或帮助老人用健手转动、拧干拖把，再进行拖地训练。

③可使用可调节式吸尘器，把手的长度及其角度均可以调节，使老人坐着就能清扫较大的范围。

（4）社交功能活动训练

如上街购物、交通工具的使用，进餐馆就餐，到公共场所娱乐等等。

4．功能性作业治疗

（1）脊柱、肩、肘腕运动

①伸展运动：用墙式插件，置于老人可触及最高一栏孔的高度。老人可以站位或坐在凳子上。指导或帮助老人伸展上臂去拔墙上的插件，左右手可交替进行。

②旋转运动：用墙式插件，置于视野水平位高度，老人取站位或坐在凳子上，当拔除墙上的一件插件后，即指导或帮助老人转身把插件放进身后的盒子里，左右手可交替拔放。

③肩、肘、腕运动：指导老人在拔墙上的插件时有针对性地活动肩、肘、腕各部位，指导者要让老人的肩、肘、腕各关节的运动尽最大程度地完成。

④手指运动：指导老人用手指屈曲钩住木栓，早期治疗阶段用粗栓，随着功能进步逐渐改用细栓。

⑤踝和足运动：治疗踝内翻，老人可取坐位，在两足之间放棋子，用两足底夹起棋子，并把它放进地上画好的方格子里。

5. 教育性技能训练

（1）拨算盘：用算盘计算简单数学题，在练习手指功能的同时，还可训练大脑，防止脑组织的老化。

（2）折纸张、手工艺品：与老人一起折纸、做手工艺品。折纸同时可与老人交谈以增进感情。

（3）玩棋牌：玩牌、下棋是动手、动脑相结合，娱乐、康复相结合的活动。

（4）看图片、玩具木及玩具：选择各种图片，大、小型的具木及玩具，让老人分辨色彩、形状，进行知觉功能训练。

（5）玩麻将：使动手、动脑相结合，娱乐、康复相结合。

●注意事项

1. 日常生活活动的训练

（1）指导老人按照顺序进行，尽可能使老人独立完成日常生活活动。

（2）训练中不能超过老人的接受能力，掌握好老人运动的量和度。

（3）生活动作训练中要做到"放手不放眼"。为保持老人的生活能力，要做到"放手"，尽量让老人"自己的事情自己做"。与此同时，还要提供必要的指导和帮助，防止老人受伤，做到"不放眼",密切观察老人的生活情况。

2. 个人生活活动的训练

（1）激发老人主动练习穿脱衣服的兴趣，尽量让老人自己穿脱衣服。老人取得成功时，养老护理员要及时给予鼓励，失败时要给予安慰，不可批评、训斥老人。

（2）选择穿脱方便的衣服，如宽松的前开口上衣，袖口宽松，大纽扣，直式纽扣易于穿脱，也可用尼龙搭扣、半环形措钩代替纽扣和拉链等。

（3）培养老人独立更衣能力，尽量让老人自己穿脱衣服，养老护理员在一旁协助，逐步训练，直到老人能够独立更衣。

3. 环境准备

（1）合理布置，将床、椅、衣物、被服和生活用品放在适当的位置，便于老人使用、取放。

（2）环境要安全、安静、无干扰，以保证老人安全。

3.1.3 常用健身器材

● 相关知识

1. 使用目的

健身器材能够锻炼肢体的功能、增加身体的柔韧性、调节血液循环。对老人而言，借助健身器材可以帮助身体舒展、运动，以防身体僵硬老化。

2. 特点

使用健身器材锻炼是由全身性大肌群参加的耐力性运动。肌肉做低强度的反复收缩，可使肌肉内毛细血管密度增加，肌肉力量增强。另外，通过对运动速度的调节，转换步幅和调节阻力，使大腿、小腿、臂部及全身肌肉、关节得到锻炼。同时使心脏的功能储备相对增加。

3. 种类

老人宜选择简单易学、实用、方便、没有冲击性、强度较低的健身器材，如跑步机、划船器、太空漫步器、扭腰器、定位自行车等。养老护理员根据老人的身体状态，帮助老人选择合适的强度级别。

（1）多功能跑步机：是养老服务机构常备的器材，是目前家庭健身器材中最简单的一种。多功能跑步机通过电机传送带的转动，使人以不同的速度被动地跑步或走动。

（2）划船器：划船器主要是模拟划船动作而设计的腿部锻炼器。

（3）太空漫步机：太空漫步机是双臂前后推动，借助惯性双脚前后摆动的一种健身器。

（4）扭腰器：可以增强老人的腰部、腹部肌肉力量，改善腰椎及髋关节柔韧性。

（5）定位自行车：定位自行车是平衡、安全的健身器材，有普通型和电子控制型。

（6）按摩器：舒展骨骼、肌肉，各部位采用不同样式。

●**操作流程**

1. 多功能跑步机（见图 3-23）

（1）使用时先打开电源。

（2）根据个人情况，调节好传送带速度（开始时慢一些），然后让老人大步迈上跑步器上站稳，开始跑步或走动。一般采用慢跑式，要求步法平稳。

（3）运动结束时，立即固定跑步机帮助老人缓慢走下器械。在老人没有完全熟练使用前，养老护理员要在旁监护，防止发生意外。

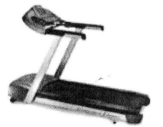

图 3-23 跑步机

2. 划船器（见图 3-24）

让老人坐在划船器上，双手扶握把手坐稳，脚蹬踏板，模拟划船动作即可。

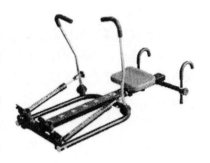

图 3-24　划船器

（1）正式划：坐在划船器上，退步弯曲紧握拉手柄，双脚踏直，使身体尽量后移，用力向上拉划柄。

（2）反划式：坐在划船器上，双脚伸直，双手握住划柄，伸直双臂往后拉。

3. 太空漫步机（又名椭圆机，见图 3-25）

（1）养老护理员指导或帮助老人站在太空漫步机的左右脚踏板上，让其放松上下肢肌肉，护理员确保把手稳固，让老人扶稳把手，站直身体，轻轻屈膝。

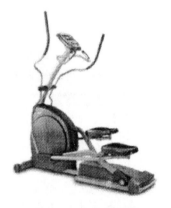

图 3-25　太空漫步机

（2）开始做一前一后漫步运动，开始时做前后摆动即可，随着掌握程度的提高，可增加迈动频率类似小跑，老人可以自如地掌握运动频率. 如采用不同节拍、不同方式、不同力度等，可以达到多种锻炼效果。但必须控制住身体的平衡。

（3）运动结束后立即固定紧把手，扶老人缓慢走下器械。

4. 扭腰器（见图 3-26）

（1）下蹲起立扭腰：让老人站在按摩盘上紧握拉手柄，先将双腿弯曲做下蹲动作后再起立，要保持背部挺直，然后做扭腰动作。注意扭腰幅度不宜过大。

（2）站立扭腰：让老人站稳在按摩盘上，双手握住手柄做左右扭腰动作，根据老人身体情况，注意扭腰幅度不宜过大。

5.定位自行车（见图3-27）

动作与骑自行车相同。老人可根据自己情况调节蹬车频率和阻力。

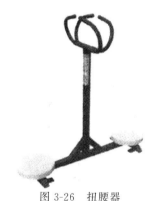
图 3-26 扭腰器

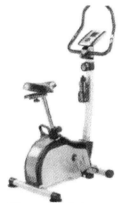
图 3-27 定位自行车

6.按摩机（见图3-28）

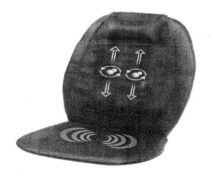
腰部按摩机

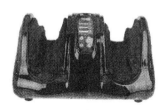
足部按摩机

图 3-28

（1）选择适合老人身体情况的按摩机。

（2）帮助老人将身体需按摩部位在按摩机相应处放稳。

（3）根据老人情况，调节按摩速度、强度。

（4）结束时关闭按摩开关，扶老人缓慢离开按摩机。

●**注意事项**

1. 使用健身器材前，要认真检查设备是否完好。

2. 充分做好运动前的准备动作，在开始健身之前进行5～10分钟的全身伸展运动以避免肌肉拉伤或腰扭伤等情况发生。

3. 帮助老人选择运动服装及合适的运动鞋。夏天适合穿棉质短衫，秋冬适合穿棉质的运动服。

4. 适时、适量的运动，不能用健身器材做超量或无法达到目的的功能训练。饭后2小时内不适宜运动，运动后30分钟内不适宜用早餐。随时注意老人的血压、心率等，以免身体不堪重负引起不良后果。

5. 在老人完全熟练使用前，养老护理员要在旁守护，确保老人安全，防止发生意外事故。

6. 锻炼时出现头晕、恶心或者其他不适的感觉，马上停止练习，立即找医生诊治。

7. 正确指导老人进行锻炼，初运动者每次锻炼至少要有间隙休息时间，正常身体健康的老人一周可运动5天，但不宜超过6天，最好的方法是运动3天休息1天，再运动2天休息1天。

8. 运动期间保持有营养饮食摄入，以取得更好的效果。

3.2 老人的闲暇娱乐活动

●**相关知识**

1. 闲暇活动的定义

闲暇通常是指由个人支配的并可按个人爱好所确定的方式来消遣时间，而闲暇活动则是指在这些时间内所进行的一些活动。

2. 闲暇活动的作用

（1）调节精神情绪：闲暇活动可使老人心情轻松愉快，精神振奋，有利于调节脉搏、呼吸、血液、消化液的分泌及新陈代谢，使身体处于正常及稳定状态。

（2）促进身体健康：在闲暇活动中，适度的体力活动，可加大肺活量，促进心肌加强收缩，增加血液供应，促进血液循环，改善心、肺、胃肠、神经系统功能，促进睡眠，增进食欲。

（3）改善生理机能：闲暇活动中的健身活动是有目的地对老人身体某些部位进行锻炼，以增强或恢复其生理功能。

3. 闲暇活动的内容

（1）体操：主要有保健操、广播操、健美操。另外还有医疗体操、呼吸操、手指操、简易毛巾操、助力运动操、饭前准备操等，可针对一些慢性疾病进行功能训练。瘫痪老人可采用被动运动、助力运动、协调放松操等，增加肢体活动能力。

（2）身体娱乐活动：主要有划船、模型活动、电子游艺活动、棋类、打扑克、打麻将等。

（3）音乐欣赏：音乐具有审美、思想教育、娱乐、调整失律的情绪和脏腑功能。音乐可分为东方音乐、西欧音乐、拉美音乐、非洲音乐等。西欧音乐还可分为交响音乐、歌剧音乐和室内音乐三种。各个国家中的各民族具有自己的民族特色的音乐称为民族音乐。

（4）传统体育活动：如气功、太极拳、武术等。

（5）民间体育活动：登山、踏青、荡秋千、踢毽子、慢跑、散步等。

（6）插花艺术：插花是一项古老的艺术，是一种创造性的工作，插花时可任由老人展开丰富的想象力，只要全身心的投入插制，可不苛求材料的好坏，只要达到意境，同样可以给老人带来欢愉。

（7）书法：通过练习书法，可使老人增强耐力，达到修身养性的目的。

● **操作流程**

1. 太极拳

太极拳适合于体弱者和患高血压、冠心病、神经官能症、慢性胃肠疾患的老人。经常练太极拳可调节中枢神经系统的活动，增加动作的协调性，改善心肺功能。练太极拳要持之以恒，早晚各一次。

2. 步行（散步）

步行是最适合老人的运动。老人应根据自己的体质和适应能力选择适当的运动量。

3. 慢跑

慢跑适合动脉硬化、高血压病、冠心病、糖尿病和肥胖的老人。经常慢跑能调节大脑皮层的功能，改善呼吸、消化和心脏功能，增强腰腿肌力。

注意要客观评估老人一般情况及完成慢跑的可能性。速度从 30 米/分钟左右开始，以后逐渐增加。每次 5～10 分钟。

4. 音乐欣赏

欣赏音乐的场所应保持整洁、舒适、幽静。事先调试好音响设备，音量适中。介绍音乐知识，培养老人对音乐的兴趣。将学习音乐和欣赏音乐相结合。根据老人的喜好挑选出一些歌曲、乐曲，如轻松愉快、悦耳动听的民歌、小调、古典乐曲、影视插曲、交响乐及外国音乐等。在音乐欣赏的过程中不要忽视对老人的观察。

5. 插花艺术

插花的方法有以下方面：

（1）造型的立意：插花讲究立意在先，即插花前要先考虑好作品所反映的主题。老人想要表达的感情意念是什么。因为立意不同，选择的插花材料也有所不同。

（2）造型的技巧：插花的造型要采用不对称的均衡，应做到高低错落、疏密有致、虚实结合、上轻下重、上散下聚。

（3）修枝的基本技法：仔细观察准备剪下来的枝条，确定其用途后再着手剪裁。剪切时草本花材要环切，切在圆形，木本花材要斜切。剪除蔓枝，剥去伤残花瓣并将其清洗干净，插直立枝条时，把枝条基部剪平。

6. 书法

坚持练习书法是养精神和锻炼身体的好方法，需持之以恒，不能三天打渔，两天晒网。生活有规律与健康与长寿有密切关系，老人若能每天按时练习书法，养成习惯，效果更佳。练习书法是脑力和体力相结合的一种运动，会消耗一定的体力。老人要根据自己的体力，掌握好运动量，不宜太累。

7. 象棋

象棋是以黑红棋子代表两军对垒的智力竞技游戏，可以锻炼老人的思维活动，开发老人的智力。

除了上述的各种活动外，户内外娱乐活动还有很多。还可根据老人的兴趣爱好组织如脚传气球、猜谜比赛、绘画、手工制作、整理花园苗圃等。此外还有写生、集邮、摄影、读书看报、看电影、烹饪（比赛）、编织等。养老护理员有一份爱心、一份思考，就可以发掘更多的娱乐活动项目，把老人的娱乐活动安排得更好。通过这些活动可使老人晚年生活充实，身心愉快，增长知识，减缓智力衰退进程影响身心健康的，预防老年性痴呆，陶冶情操，改善老人间的人际关系，消除影响身心健康的不利因素。

●注意事项

1. 音乐欣赏：给老人听音乐的时间不宜过长，应随时注意老人的情绪及其他方面的变化。

2. 书法：老人要根据自己的体力，掌握好运动量，不宜太累。

3. 体操：选择 3～5 节适合老人体力的体操，以后可逐渐增加运动量。一般每日 1～2 次，每次 10～20 分钟为宜。

3.3 本章复习题

1. 常用肢体被动运动的操作手法及动作要领是什么？
2. 常用的作业疗法的种类及功能有哪些？
3. 简述几种适宜老人的常用健身器材的注意事项。
4. 毛巾操、手指操的动作要领有哪些？
5. 适宜老人的常用的娱乐活动有哪些？

第四章 心理护理

4.1 沟通与协调

4.2 本章复习题

【综论】

随着我国经济、文化、社会的改革、转型化和高龄化程度日益加重，高龄、空巢、半自理和完全不能自理的老人数量也进入一个快速增长阶段，社会对机构养老服务的要求也日趋强烈。老人面临机体的衰退，社会环境、家庭结构及人际关系的变化，以及现代化的不断深入，对传统文化和道德观念所发生的碰撞等新的情况，这些都对心理和情感产生深刻的影响。近年来，老人的心理问题逐渐增多，已逐渐成为严重影响老人身心健康和生活质量的主要疾病之一。因此，养老服务行业必须关注老人的心理健康，掌握心理护理技能，以适应现代化养老事业快速发展的迫切需要。

本章重点介绍与老人沟通与协调的技巧，使养老服务在帮助老人疾病康复、满足生活需要的同时，使老人情绪稳定，心情愉快。

养老护理员通过本章节学习，能熟悉老人心理学方面的知识，了解老人的情绪困扰，掌握对老人情绪疏导及调节的方法，运用行之有效的技巧进行交流沟通，为提高养老服务水平奠定良好基础。

4.1　沟通与协调

4.1.1　心理保健基本知识

●相关知识

1. 心理保健是为了保持和增进人的心理健康，预防精神疾患和心理问题而导致发生身体疾病的预防性的活动和方法，也是身体健康的一个重要环节。

2. 现代生活节奏明显加快，人们面对的经济问题、感情纠结以及各种人际关系日趋繁多和复杂。由于种种压力引起的生理、心理及行为等各方面的情绪反应和心理不适应，不但对个人身心健康有影响，还有可能造成家庭失和，甚至引发极端行为，是社会和谐稳定的不利因素。

3. 马斯洛的需要层次论，包括生理、安全、情感归属、尊重及自我实现可以帮助识别老人的需要；能更好地领悟和理解老人的言行；预测老人尚未表达的需要并系统的收集和评估老人的基本资料。

4. 心理学知识在养老护理中的应用，可以促进护理员关注老人的情绪及心理感受，全面了解老人身心整体的状况，有针对性地解决问题，做好护理工作。

5. 老人心理健康的标志

（1）个体既要有良好的自我感觉，又要有很好的社会适应能力。

（2）乐于参与，保持协调的人际关系及适度的心理活动，其行为被社会及他人所认可。

（3）与时俱进，有自我调整与周围环境相适应的能力。

（4）保持愉悦乐观的心情，有扮演人际间各种社会角色的能力并善于沟通，能与他人合作分享。

（5）对人生不幸际遇，天灾人祸，能顺势而为，较快弥合创伤。对生活常怀知足感恩之心，对未来始终抱有希望，饱含生命的活力。

●**工作程序**

1. 通过对老人的家庭、职业、文化教育、生活地区及语言等社会背景的了解，理解他在情感、自尊以及自我实现方面深层次的精神需求及个性特点。

2. 注意老人身体变化与情绪反应之间的相互关系。例如家属探望后，他就变得闷闷不乐，血压升高，应该考虑老人是否因为有了什么心事而引起血压的变化或身体不适。

3. 增强心理保健的意识，鼓励老人遇事放宽心胸，学着自己调节情绪，找到解除烦恼的办法，保持平和的心态，情绪稳定身体才能安康。

4. 勤用脑，推迟心理衰老。老人虽然记忆力差些，但是阅历丰富，智力并未减退。听新闻，看电视，更新观念，扩大兴趣及交流互动，刺激加强中枢神经系统的活动能力。练书法、太极拳、健身操、下棋等活动，可以健脑防衰。

5. 做力所能及的身体活动及简单家务，吃饭按时定量，不贪嘴暴食，起居有常，保持生活规律的良好习惯。

●**注意事项**

1. 学习心理学注重实践。在分析老人整体情况时，不要忽略心理因素所产生的影响，这样才能得到较为全面客观的结果。

2. 提醒老人心理保健的重要性，帮助他们及时清除"心理垃圾"，调节不良情绪，保持身心愉悦和积极向上的状态。

4.1.2　老人常见的心理变化

●**相关知识**

1. 角色混淆：每个人在社会和团体中的身份和地位称作

社会角色，老人离退休后的身份由劳动者成为依赖者，使在长期工作、学习中形成、巩固的社会角色发生变化。而老人在短时间内很难适应这种新的角色，如到养老机构后仍会保留很多原来的社会角色所具有的行为方式，这就是角色混淆。角色混淆的老人有时会表现出原来社会角色所具有的行为，难以被他人接受，进而影响人际关系。

2. 力不从心：老人希望老有所为，发挥专长，从而在心理上得到极大的满足。但是，精力体力等自然衰退的情况阻碍了他们心愿的实现。疾病，特别是慢性病的发生，动摇了他们的自信心和参与愿望。"心有余而力不足"就是很真实的写照。有些老年人"看不惯"、"想不通"、又"管不了"，心里不免郁闷憋气，显得固执己见，烦闷苦恼。

3. 情绪不稳定：有些老人易被激惹，难自制，遇事归咎别人，总疑心别人对自己不满，对他人不信任。从而影响与他人的关系，孤独离群。

4. 心理退行：指有些老人在生理年龄走向衰老时，心理年龄却逐渐变得不成熟的现象，使他们在人际交往中变得不受欢迎。如老人会在某些方面表现出与小孩子相似的特点，比如莫名其妙地发火、哭泣，难以控制自己的情绪等。其中，老人在晚年所体验到的各种丧失是一个导致心理退行发生的重要激发事件。

●**工作程序**

1. 为老人创造接触社会的机会。例如请义工和志愿者来和老人聊天，做游戏，不仅能听到新鲜事，还可以感染到生气勃勃的情绪。特别是逢年过节期间，老人会感觉自己没有被社会遗忘。

2. 鼓励老人根据自己的能力发挥余热。给他们参与组织集体活动的机会，出点子或动手操作，既可以通过他们调动老人参加的积极性，与众同乐，又使之感到自己老有所用，精神上得到满足充实。

3. 将老人活动身体列为每日生活内容之一。鼓励老人养成习惯，做适宜的运动。从中体会到"生命在于运动"，增悦健体，远离孤独忧郁。

4. 提供心理支持。利用接待老人家属亲友的机会，帮助他们了解精神关爱对老人心理慰籍的必要性，多和老人保持联系，平时打电话问候，让他们感受到亲情的温暖。

●**注意事项**

1. 老人生活在养老院良好和谐的氛围中，与周围的老人友好相处，感受到互相的关怀与支持，有利于维持稳定的情绪，也可以有效地避免一些不良情绪引发的疾病。

2. 了解每个老人的不同个性和经历，有针对性地给予适宜的引导、交流和安慰，老人会觉得温暖而贴心，口服心服，工作效果更好。

4.1.3　老人常见的不良情绪及心理困扰

●**相关知识**

1. 老人常见的不良情绪及主要原因

情绪是指短暂而强烈的对客观事物所产生的主观反应，如喜悦、悲伤、恐惧、愤怒都是人的情绪。情感则是指与人的社会需要相联系的一种复杂而稳定的态度体验，例如夫妻相处日久的感情。一般情绪发生较早，有外部表情，情感则发生较晚，稳定持久。情绪和情感两者常常交织相连，都具有传递信息、沟通交流的功能。老人不良情绪的主要原因有以下方面：

（1）生理因素。老人的中枢神经系统有过度活动的倾向和较高的唤起水平，植物神经系统也开始衰退，所以老人的情绪体验比一般人强烈。就情绪体验持续的时间来说，老人的情绪一旦被激发，就不容易恢复平静，要较长的时间才能复原。同时，老人面对健康的丧失这样一个很大的问题。脑组织萎缩，脑血流量减少，思维记忆控制能力下降，反应缓慢，其他系统器官也会发生器质性或功能性的改变。这一切都会让老人产生一种"人老不中用"的失落感，成为不良情绪产生的一大根源。

（2）社会心理因素。老人在进入养老机构后会认识一些新的朋友，但同时也离开了家人、朋友、同事和街坊邻居，这些以往人际关系的丧失让老人内心感到孤独寂寞。加之到养老机构要重新适应新的环境及周围人事，生活的内容和空间都不一样了，使老人感到心理上的压力，从而产生焦虑甚至恐惧等不良情绪。

（3）老人从在家时的"主角"到养老机构成为被照顾的角色，不免感到失落。随着生理功能逐渐衰退，原来可以完成的事现在却力不从心了。而失去部分或全部自理能力的老人，需要养老护理员更多的帮助照顾，想到"需要别人来照顾"，心里感到难以接受却又无可奈何，很容易产生自卑自责感。他们会觉得自己是累赘，"没用了"，生存价值的丧失使他们觉得活着没意思。

2. 老人常见的"矛盾夕阳心态"

老人长期以来形成固有的心理态势和与现实的矛盾，形成的一些心理变化是老人特有的，并可产生严重的心理负担，所以应予以重视。

3. 老人常见的心理困扰

（1）失落感。其主要原因是离退休后社会角色的转变，生活较前境遇的反差，缺乏足够的心理准备，以及与个人的适应能力等因素有关。表现为情绪消沉，沉默缄语，心烦意乱或是急躁冲动，易发脾气，看不惯周围事物，有衰老无用感，对生活缺少信心和兴趣。有时无故头痛、头晕、失眠或身体不适。

（2）孤独感。这与老人体力、听力、视力等生理机能减退，社会交往产生一定的困难有关；或者因为患有不同程度的疾病而导致行动不便，生活空间和交往人群也愈加受限。表现为动作迟缓，喜欢离群独处，落落寡合，感到空虚寂寞，心理上产生孤独隔绝感，进而不愿意见到亲友，自感低人一等。有食欲不振、睡眠差、容易疲倦等表现，严重者有轻生厌世的倾向。

（3）焦虑感。生活改变及社会活动减少，达不到内心的期望值，自尊及自信心受挫，感到内疚，缺乏安全感及归属感。表现得爱出汗并伴有心慌气短。遇事容易紧张急躁，心烦意乱。注意力难以集中，也无法维持正常的饮食和睡眠。

（4）疑心重。老人比较敏感，以自我为中心，总是持有自我保护的态度。总疑心别人可能会做出对自己不利的事情。在人际交往中，常常表现得郁郁寡欢，别人看来是琐碎、无意的行为，他们却觉得对方"不怀好意"；或是总担心自己得了重病或不治之症，反复要求去医院检查或要求"权威"的解释和印证，但是却又很难相信别人。

（5）愤怒。是老人短暂强烈情绪的爆发，进入应激状态，同时引起血管、心脏的亢奋、肌肉紧张、血压升高、心跳和呼吸加快，严重时会出现神经系统的紊乱。源自于受挫、激惹、情感伤害、巨大的失落、恐惧等情绪，表达出压力和紧张，或者与自我控制能力、个性及近期的特殊事件等因素有关。

●工作程序

1. 帮助老人适应养老机构的生活

（1）养老机构是"扩大的家庭，浓缩的社会"。养老护理员要主动、热情、耐心地对待老人，尤其对新入院的老人，尽快熟悉了解他们的个性、特长和喜好，细心观察他们的行为表现和生理情况，使他们能较快地熟悉适应新的生活。

（2）鼓励家属亲友探望老人，让他们感到自己没有被抛弃、怠慢或是遗忘。请老人多参加集体活动，广泛交友，逐渐与周围的老人建立友情，享受"夕阳无限好"的晚年生活。

（3）爱护老人的自尊心，与老人交往需注意场合。如果自尊心受损，会产生反感和抵触情绪，心里结疙瘩。在活动中请老人带领大家活跃气氛，给予表扬赞美，满足老人的好胜心。

（4）老人生病时，感情比较脆弱，除了身体上的关心照顾，更要给予安慰鼓励，增强信心，有利于康复。同时，帮助老人和家属了解有关的知识和信息，避免不必要的盲信和猜疑。

（5）注重老人情感的需求并帮助他们解决实际的问题。对低收入、独居、离异丧偶、长期患病以及有犯罪史的老人，他们饱经生活的沧桑，养老护理员更要体谅、宽容、理解他们。

2. 对老人不良情绪的疏导

（1）减轻失落情绪

①用对比的方法让老人认知社会的进步，肯定自己今生的成就，并接受现实。

②引导老人正确看待周围事物，鼓励他们参加各种活动，发挥特长。特别是多与义工或志愿者交流，使老人感受到生活的乐趣并看到光明希望。

（2）疏导孤独情绪

①帮助老人在集体活动中和新朋友建立联系，特别是和同龄，有共同爱好的老人沟通，减少独处的机会。

②注意发现老人的兴趣爱好，例如打牌、听相声等，尽量安排他们参加，使他们从中享受乐趣。

③鼓励老人帮助他人排忧解难，在互动中让自己的负面情绪得以宣泄，认识到自我能力发挥的价值及自尊感。

（3）疏导焦虑情绪

①针对老人焦虑的原因，用善意的谎言予以安慰。

②经济压力容易使老人产生焦虑，应该避免向老人直接收费，或在老人面前提及让他敏感紧张的话题。

③建议并指导老人做运动，例如散步、打太极拳或听音乐等，学着放松紧张情绪。

（4）缓解老人疑心

①早上帮老人洗漱，整理服饰，让他们看起来容发整洁，照镜子时感觉自己精神气色好，心情愉快，有利于保持阳光心态。

②当老人怀疑自己有病又不听劝告时，带老人及时就医。医生的诊断对于老人具有权威性，可有效地消除他们的疑心。

③和老人说话时吐字清楚，语速适度。同时，养老机构里的设施和摆设要一目了然，张贴物简单醒目。总之，让老人听清看明，减少他对自己健康及对他人的怀疑及顾虑。

④切忌在老人身边与其他人说悄悄话。老人听不清楚就会疑心别人在说自己的坏话，或是有什么事情故意想瞒着他，心里犯嘀咕，从而平添没来由的疑虑和猜忌。

（5）疏导愤怒情绪

①当老人怒气冲冲时，平静地让他宣泄怒气，表达情感，镇静并注意安全，等待"温度冷却下来"，不要马上劝阻，除非涉及安全。

②可以让老人自己降火，例如对老人说"我理解你的心情，以后咱们再聊，你看行吗"，"谁都有发火的时候，你说呢"，把"球"踢给老人，让他给自己解围，再适时地帮他下台阶，尽快收场。当着众人的面，特别要注意爱护老人的自尊心。最重要的是稳定情绪，不马上追究对错，过后再解决问题。同时劝阻大家不要围观，让事情变得复杂。老人愤怒有很

多原因，择机和老人谈心，解除愤怒的根源。

③化解情绪，可尝试让老人写日记转换心情。

④帮助老人和家人沟通，让他们了解老人内心的需要和感受，常来和老人说说话，让老人释放情绪，及时解开心结。

⑤了解老人们的性格特征，避免安排性格不相容的老人一起活动，以减少可能发生的矛盾。

3. 指导老人调整自己情绪的方法

（1）宣泄。不良情绪在体内积存会产生一定的负面能量，降低免疫力，危害健康。发现老人有不良情绪，护理员应鼓励他们向亲友倾诉。唱歌、聊天、写日记都可以把自己从负面的情绪中解脱出来。哭泣也可以把心中的郁闷通过声音、眼泪和表情释放出来。"不烦恼，不生气，不用血压计"，保持心理平衡，就是给健康加分。

（2）转移。转移不良情绪有四种方式，一是让老人抱着现实的态度，事情既易发生，果断地让它成为过去，置之脑后；二是回避会引起消极回忆的场所或物品，可暂时离开不愉快的事情，以求对它的淡漠遗忘；三是让老人做自己感兴趣的事，找到新的爱好，转移思绪；四是鼓励老人帮助别人，使他们感受到生活的丰富，觉得自己"有用"，获得成就感。

（3）理智消解。通常有三个步骤。第一，承认不良情绪的客观存在；第二，分析产生的原因，弄清为什么会苦恼、忧愁、愤怒，是否确实可恼、可愁、可怒，随着对事物的正确认识，消解它们；第三，如确有可忧可恼的理由，和老人一起寻求解决的办法。

（4）语言自我暗示。语言是人类独有的高级心理功能，语言暗示对人的心理乃至行为都有很大的作用。当老人为不良情绪烦恼时，可以通过语言的暗示来调整和放松心理的压抑，缓解紧张情绪。例如，想发火时，用语言暗示自己"深呼吸，先停停，别发火"；遇到困难时，暗示自己"我一定能做好"。只要在排除杂念、专心致志的情况下，这种暗示对情绪好转有明显的作用。

（5）利用音乐的力量。音乐是人的情感的一种表达方式，它可以影响人的情绪，具有"疗伤"作用。可结合老人情绪选择适合老人的音乐，在老人烦恼、忧郁时，让他们听些意境广阔、充满活力、轻松愉快的音乐，例如《步步高》、《春江花月夜》等；情绪浮躁时听宁静的音乐，如《小夜曲》等，会起到语言无法达到的效果。

● **注意事项**

1. 养老机构的环境除安全、清洁、舒适以外，营造像家庭般的温暖氛围，心情舒畅，对老人来说更是可遇而不可求的期盼。

2. 和老人及家属保持良性的互动，协调的关系，是做好老人心理护理的基础。

3. 调节老人的负性情绪应因人而异。

4.1.4　沟通与协调

● **相关知识**

1. 人际沟通的概念

人际沟通是指人与人之间信息的传递、交流的过程，如同打开渠道，让流水相通互动，是双向反馈和理解的过程。如何沟通与协调，减少信息的不对称，避免误会和成见，是做好养老服务，提高工作效率的重要环节之一。

（1）沟通的形式。第一，语言沟通，即通过语言来交流。其中所使用的词句，语气及声调有很重要作用；第二，非语言沟通（身体语言或肢体语言），指的是表情、眼神、体态、动作传达的信息，它往往是下意识的反应。

（2）沟通的意义。沟通是人们社会生活，维持身心健康的基本需要。通过沟通，交换信息，传递情感。获得认同和归属感。此外，一个人对外部世界的看法和反应受到成长环境、人生经历、当地文化、教育背景、专业知识、交流习惯及语言表达方式等各种复杂因素的影响，加之社会与人性的极大差异，沟通是与生存环境达成相对协调一致的本能。因此，沟通也是一种基本的生活能力。

（3）养老护理员与老人沟通的目的。收集信息，了解老人的态度、想法及心理感受，以及相关的影响因素，可为制定护理计划，全面评估服务水平而提供信息。建立良好的养老护理员与老人的关系，在交流互动中，建立彼此间的信任和友情，调整双方的认知、理解及感觉，互相配合，提高护理工作质量。

2. 沟通的技巧

（1）提问。收集信息的两个主要方法是发问和倾听。尝试从对方的角度去考虑问题，用对方听得懂的语言，可先以问候作开场白，弄清楚一件事再开始下一个。对于难以理解的问题可以给对方两个答案，从中选一，简单明了。提问的方式包括开放式和封闭式两种。

①开放式提问。通过让对方充分表达，可以多了解对方的想法和意见。例如"谈谈你的意见"、"他最近怎么样?"注意对方反应，进行更深入的谈话要把握时间和节奏。

②封闭式提问。要求直截了当地回答事实。例如"你看见了吗"，"你觉得疼不疼"用于了解有限的情况或者是希望得到明确的答案、事实，并澄清疑问，针对性较强。

（2）复述、确认与反问。复述用于对关键或重要信息的再重复，保证对方收到正确的信息；或用于加强记忆，如电话号码、时间、地点、人名等，让收到信息的人复述，以保证获得正确的信息。确认是强调、肯定、进一步强化信息。例如"你说你已经服过降压药了，你肯定吗"，是为了进一步的查询。反问句则是借此把谈话的中心转换到对方，再继续讨论；或是给自己一个喘息的机会，以摆脱某种不利的局面。

（3）倾听。倾听是尊重对方，以取得信任和有效沟通的前提。在倾听过程中，应目光平视，使对方感到自己的重要而愿意表达自己。倾听时不随意打断对方，有助于对方深入话题以增进理解，促进感情交流。倾听是沟通互动的主要方法之一，也是养老护理员做好工作的重要前提。

①倾听的要领。让对方知道你在专注地听他讲话，以点头、眼神、表情及简短问话回应，如"是吗"、"知道了"、"是这样吗"表示你的兴趣，用耳听，用眼看，用心感受。

②倾听同时要体察老人的反应。如果对方一下想不起来要说的话，可适当提示，但不要喧宾夺主，更不要把话题扯开。当对方有难言之隐时，常会调转眼神，中断话题。倾听时也要注意表情及动作变化，全面观察。所谓"听话听声，锣鼓听音"，是指不仅要听得懂对方说的话，也要能了解其潜在的意思。

③掌握主动，有始有终。一方面要抓住对方想说的主题，有针对性地询问，弄清搞懂；另一方面，要得到你想知道的信息，需适当巧妙地引导，才能有所收获。至于如何终结谈话，要给对方一些时间和准备，若太突然，容易前功尽弃。

（4）同理心。又称为换位思考、移情和共情。在人际交往中，设身处地的体会当事人的感受和情绪，站在他人的角度思考，理解他人的立场和处理问题的方法，将心比心，就容易明白对方想法的来源，进而也理解他的做法。同理心的基础是尊重、谅解。同理心不同于同情心，同情心是自我的感情认同，同理心则是站在对方的立场去体会他的心理和感受，是更深层次的精神沟通，进而达到相互理解、关怀和情感上的融洽。

3. 非语言沟通

非语言沟通是通过眼神表情、手势、姿态、身体动作、空间距离等方式实现的。

（1）沟通方式

①微笑。使面部表情缓和，是人们交往的"通行证"。

②目光注视。是希望交流的信号，表示愿意与对方接触。可以传递情感，显示个性，并影响他人。与对方目光平视，表示尊重平等关系。

③触摸。表示关怀、安抚等。在护理工作中，握住老人手，抚摸老人肩等可以使对方内心感觉到你的真诚和温暖，起到安慰鼓励的作用。

④身体语言（肢体语言）。如挥手、点头、拍拍背会使对方感到尊重及友善，拥抱则表示进一步的感觉。

（2）沟通特点

①表现往往是无意识的。例如多数人与陌生人在一起时，都会保持一定的距离。通过观察老人和其家属之间的距离，可以提示他们关系的亲疏，有助于养老护理员了解情况。

②表情是下意识的反应。表情极难掩盖真实的感觉。比如问老人"您觉得疼吗"，他虽然没有回答，但是表现皱眉、发抖，说明他感到疼痛或紧张不适。因此，身体语言是可信的，它会告诉你真相，而语言则受理性的控制，有假象的可能。

③具有辅助加强功能。表情、动作和姿势都更强调和说明了内心的态度和情感。有时对方虽未开口，从表情和动作却能看出他的意思，如微笑、摇头等，有替代功能。借助对方的身体语言，能够解读其内心的意向。比如在给老人喂饭时，他闭上嘴又摇头，是不想再吃的意思。许多时候，非语言交流比语言交流更能传递感情，表达出超越语言更准确、微妙的含意。

4. 沟通的要领

掌握沟通的要领很重要，关系到沟通是否建立在双方知晓认可的原则基础上，达到有效沟通。

（1）沟通前做好充分准备。沟通前要了解对方的身份、现状、情绪和身体情况等，根据情况对内容、时间等作适当的准备，有助于沟通。

（2）把握沟通的时机。沟通的时机可以直接影响效果。比如，老人饭前或睡前，不宜告知重大或刺激性的消息；在公众场所不谈论个人隐私，或令人难堪及伤害自尊的事情。

（3）语言表达要清晰。对通过语言进行沟通的基本要求是表述要清楚达意，用中性词语，语气适中，以免造成对方理解困难或曲解误会。

5. 协调的能力

（1）协调是指个人与外部世界统筹、协商、调和、均衡的能力。主要是指妥善处理与上下级、同事、合作伙伴、护理员与老人之间，与老人家属之间的人际关系的能力，以及协调各部门、团队及单位之间合作共事的能力。通过有效沟通，良性互动，消除障碍，调节改善各方面的关系，使各方融洽相处，实现共同目标。

（2）协调的意义在于使各方面既分工又合作，各尽其责，又统一步调，为同一目标努力。协调发挥了整合、调节、统筹的作用，站在更高层次的立场，共同负责的行为。

（3）协调的原则是以大局为重，从长远着手，局部利益服从整体利益。在做好本职工作的同时，相互协作，包容谅解，求同存异，灵活变通，以达目的。

● 工作程序

1. 建立信任

（1）尊重老人，使用礼貌用语如"您好"，"谢谢"，"对不起"，"麻烦您了"等。

（2）护理老人时，要先主动介绍自己，告诉他将要做什么，例如"我帮您洗个脚，行吗"。在操作时使用安慰性语言，结束后说一句"谢谢配合"。老人在身体舒服的同时对养老护理员产生了信任。

2. 学会提问和倾听

（1）与老人交谈时，提问方法可以灵活变化，以了解他的真实感受、想法和需要，以便有针对性地做好工作。

（2）倾听时要注意留意老人的整体状态，例如老人说到情绪激动时讲不下去了，就耐心等等，让他喝口水。如果老人说话接不上气则让其先休息，垫高头部，把位置调舒服。若老人不愿再说下去，可以换个话题缓和一下气氛。

（3）不随意打断老人讲话，不可左顾右盼，心不在焉。

（4）老人不能表述清楚自己的需求时，可用比喻、形容的方式，或者写下来，用手势动作或拿实物让他指认，例如水杯。

3. 交流要点

（1）鼓励并接受老人表达情感及诉说的方式，不加以评判。

（2）与老人交流开始时，可以使用共感的方法，向老人表达自己也有着与他同样的问题，这样往往能获得老人的共鸣，他就会主动倾诉自己的想法。

（3）了解老人的想法，一起分析，共同找出解决问题的方法，不要匆忙解答。

（4）对失语、失能、失听等老人，要特别留意他们的细微表情和动作所要表达的意思，多观察他们的习惯，读懂他们的内心。

（5）引导老人在日常的社会交往中，用真诚的心及适宜的方式去关心身边的人，相信在老人需要帮助的时候，他也会得到别人的关心和帮助。

（6）家属和老人相处时，给他们私人空间。不要当着家属的面指责老人，有事和家属到合适的场所交流。

（7）如有些当面不便诉说的内容，可尝试用不同的方法进行沟通。如写信或写卡片等婉转地表达道歉、关爱、后悔、思念等。

4．协调方法

（1）工作互相配合，主动帮助同事，支持领导，减少内耗摩擦。

（2）凡事要顾全大局，分清主次先后、轻重缓急，及时调整自己，以利团队的整体需要。

● **注意事项**

1．用老人熟悉理解，且通俗易懂的语言进行沟通，注意细节。对家属也是同样，以减少误会曲解。

2．对老人微笑、握手、抚摸所表达的亲和力，以及养老护理员的真诚内心，胜过言谈说教，更容易建立感情。

3．多给老人表达的机会。如有时老人说话只是想抒发一下情绪，要耐心聆听，体察人意，少些主观的猜测，多些换位的尝试，是获得信任和建立良好关系的基础。

4．与同事、各部门及有关单位间保持广泛良好的人际关系，合作时容易协调畅通，显示团队的力量。

5．善于利用现代化的条件及各种方法、渠道进行沟通，促进交流。

4.1.5　临终老人的心理与护理

● **相关知识**

1．临终老人的心理需求及护理

临终关怀服务就是了解老人及家属的需求，减轻老人身体和精神上的痛苦，使其安详离世。

（1）临终老人的心理过程。常有焦躁、抑郁、孤独无助、悲伤、恐惧等情绪，并有相互交织的特点。

（2）临终老人的心理需求。

①对家人的眷恋及对配偶的担忧是最大的牵挂。顾虑因为照顾自己而拖累家人并造成经济负担，以及配偶未来的照顾及子女事务等等。

②有回顾人生，向人倾诉的愿望。包括他的人生经历、感想、难忘的事件、对死亡的看法或是未了的心愿。倾听诉说，接受他的表达，认可并分享他的人生故事，给予积极正面的回应和鼓励，会让他感到今生的意义和生命的价值，心灵上获得极大的安慰和真正的平安。

③希望交待最后的心事和未了的心愿的需求。对老人来说，"让人知晓"非常重要，因为这也许是最后的机会。即便老人点名的人不在场，应告诉他会给予转达，有结果要及时反馈，让老人放心。临终老人如果还有未完的心事让他们牵挂，他们无法安心，而带着遗憾离开人世会让他们对死亡感到恐惧和痛苦。所以，养老护理员要多与老人交流，从中发现老人的心事，配合亲属尽量想办法解决。对于无法解决的问题，养老护理员则要开导老人不要为了过去的遗憾而耿耿于怀，或是通过满足老人其他方面的需求来进行补偿，减少老人心里的不安。

④别人对他表达无条件的爱。这是临终老人最需要的。耐心地陪护会让他感到极大的满足，特别是孤身老人，养老护理员提供的照顾、陪伴和安抚都会减少临终老人的痛苦和不安。

⑤有宗教信仰的老人，希望得到相关的服务，以此得到精神上寄托、安慰和支持，应予尊重理解并做好协助工作。

⑥临终告知。大多数临终老人都会从别人对他注意力的改

变，对待方式的不同，及家人的脸色等细节感受到他们已经时日无多。养老护理员应与老人安静、平和地讲明事实真相，对心理承受能力差的老人，应使用善意的谎言，以免造成不良后果。

2. 临终老人家属的情感需求及心理支持

家属在老人生病、临终及死亡的照顾陪伴中，心理承受着强烈的冲击，甚至改变了生活，他们对死亡的态度也会直接影响老人。因此，养老护理员要尊重家属，以同情心聆听他们的回忆诉说，帮助他们宣泄情感，表达慰问与理解，给与帮助与支持。

●**工作程序**

1. 了解临终老人的需求并尽量予以满足

养老护理员在陪伴老人过程中，应倾听老人的诉说，多触摸老人肌肤来满足老人的需要，让老人在生命的最后阶段，能感受到身边的人对他们的爱。

2. 鼓励家属守护道别。家属亲友探望守护或是电话问候，是对老人莫大的心理支持，他盼望亲友的关心照顾，并有机会做最后的道别。

3. 让老人安详地离去。养老护理员有责任帮助老人在临终前保持宁静和安详，避免老人受到不必要的干扰。保持老人身体清洁及衣着整洁。听觉是人死亡之前最后消失的感觉，因此，要告知家属，在老人临终和昏迷的阶段应该向老人表达明确、积极、温馨的关怀，直到他们离去。

4. 完成老人的遗愿。如果老人希望捐赠物品或是捐献器官，应及时报告并妥善处理，清点登记，记录备案。经老人同意，必要时可录音留下老人的遗嘱，特别是家属未在现场或是独身的老人。

5. 对临终老人家属的情感支持与帮助

（1）提供并指导家属护理老人的信息，让他们参与分担照顾，家属会感到欣慰。在与家属的互动中建立信任，体谅他们由于身心压力所引发的情绪反应。

（2）工作中尽可能减少老人的痛苦，听取家属的意见，并给家属与老人最后道别表达感情的机会，满足家属合理的要求，使老人安详平静的结束人生。

（3）以平常心理解家属表达情感的方式，给他们机会释放诉说，让他们哭出来，说出来。耐心劝导，使家属感到安慰并体会到护理员的真心诚意。

（4）如果家属需要，协助他们通知亲友前来告别。收拾清点老人的物品，处理好善后。

4.2　本章复习题

1. 什么是心理保健？
2. 老人心理健康的标志是什么？
3. 老人常见的心理变化有哪些？
4. 老人常见的心理困扰有哪些？
5. 临终老人的心理过程及要点有哪些？